20만 명 이상을 진찰한 치매 명의가 알려드립니다

뇌 만들기

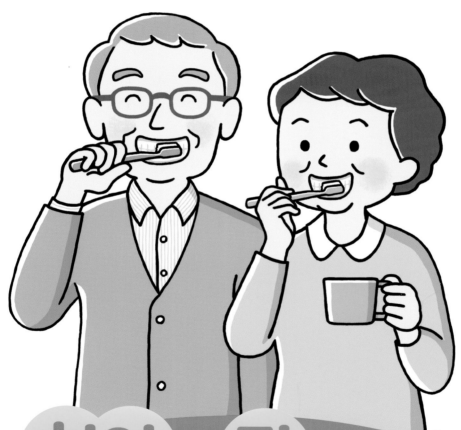

치아와 장을 지키면 뇌는 살아난다!

20만 명 이상을 진찰한 치매 명의가 알려드립니다

치매 없는 뇌 만들기

첫 째 판 1쇄 인쇄 ┃ 2022년 11월 10일
첫 째 판 1쇄 발행 ┃ 2022년 11월 21일

감　　　수　하세가와 요시야
역　　　자　임지준, 서혜원, 서정원
발 행 인　장주연
출 판 기 획　한수인
책 임 편 집　구경민
편집디자인　이종원
발 행 처　군자출판사
　　　　　　등록 제4-139호(1991.6.24)
　　　　　　(10881) 파주출판단지 경기도 파주시 회동길 338(서패동 474-1)
　　　　　　전화 (031)943-1888　팩스 (031)955-9545
　　　　　　www.koonja.co.kr

20MAN-NIN-IJO WO SHINSATSUSHITA SENMONI GA OSHIERU NARANAI · NAOSU NINCHISHO
supervised by Yoshiya Hasegawa
Copyright ⓒ Yoshiya Hasegawa 2019
All rights reserved.
Original Japanese edition published by FUSOSHA Publishing, Inc., Tokyo.

This Korean language edition is published by arrangement with FUSOSHA Publishing, Inc., Tokyo
in care of Tuttle-Mori Agency, Inc., Tokyo through A.F.C. Literary Agency, seoul.

ISBN 979-11-5955-916-7

정가 10,000원

20만 명 이상을 진찰한 치매 명의가 알려드립니다

치매 없는 뇌 만들기

감수

하세가와 요시야

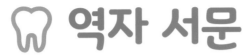# 역자 서문

우리나라 사람들이 가장 걸리기 싫어하는 질환 1위.

우리나라 65세 이상 인구 10명 중 한 명이 앓고 있다는 바로 그 병.

맞습니다. 바로 치매입니다. 보건의료기술이 비약적으로 발전하고, 기대 수명이 100세를 바라보는 현재까지도 치매는 해결하지 못한 숙제입니다.

치매는 아직 그 원인도 치료법도 정확히 모르는 미지의 병이기도 합니다. 하지만, 지금의 의료 발전의 속도로 보았을 때 치매 역시 암이나 에이즈처럼 정복될 날이 올 것입니다. 문제는 그날이 언제 올지 아무도 모른다는 점입니다.

그렇다면 치매 극복의 그날이 올 때까지 우리는 어떻게 해야 할까요?

치매에 대한 막연한 두려움으로 무서워만 하기보다는, 지금까지 수많은 연구를 통해 밝혀진 치매 예방을 위한 생활 습관을 지키고, 정기적인 병원 방문을 통해 치매를 조기 발견하고 관리해야 합니다.

그리고, 이 책이 치매 극복이라는 긴 여정에 길잡이가 되어줄 수 있으리라 생각합니다.

감수자인 하세가와 요시야 원장은 일본의 신경과 및 치매 전문의로, 20여만 명 이상의 치매 환자를 진료해오면서 치매와 관련한 많은 강연과 저서 발간을 해왔습니다.

이 책은 하세가와 원장이 지금까지 펴냈던 여러 저서를 종합적으로 감수하여, 치아 건강, 장 건강, 생활 습관, 운동 등 치매 예방을 위한 다양한 방법을 제시함은 물론, 치매 가족이 겪을 수 있는 어려움에 대한 조언까지, 치매에 대해 궁금했던 점을 알기 쉽고 자세하게 설명하고 있습니다.

특히, 하세가와 원장은 치매 예방을 위한 가장 좋은 방법으로 구강건강관리를 강조하고 있습니다. 이 책을 통해 제대로 된 칫솔질로 건강한 치아를 유지하는 것이 최고의 치매 예방법이라는 중요한 사실이 널리 알려지는 계기가 되었으면 합니다.

치매 없는 뇌 만들기

번역 과정에서 우리나라 상황에 맞도록 자료를 보충하고 용어 등을 수정하기는 하였으나, 원저를 훼손하지 않는 범위에서의 수정 보완인 관계로, 일부 우리나라 현실에 맞지 않는 것도 있음을 이해해 주시기 바랍니다.

이 책의 번역 과정에 자문해 주신 강원대학교병원 신경과 김예신 교수님과 강동경희대병원 정신건강의학과 황재연 교수님께 감사드립니다. 또한 번역, 출판 과정이 원활하게 이루어질 수 있도록 도움 주신 군자출판사 관계자 여러분에게도 감사 인사드립니다.

부디 이 책이 치매에 대해 관심이 많고 앞으로 치매에 걸리고 싶지 않은 분들, 그리고 현재 치매 환자의 곁을 함께 하시는 가족 여러분들에게 도움이 되기를 바라는 마음입니다.

감사합니다.

역자
임지준, 서혜원, 서정원

◆ 역자소개 ◆

임지준
서울대학교 치과대학 졸업
서울대학교 치과대학 치의학박사
따뜻한치과병원 대표원장

서혜원
서울대학교 치과대학 졸업
통합치의학과 전문의
따뜻한치과병원 대표원장

서정원
서울대학교 의과대학 졸업
서울대학교 의과대학 의학박사
분당서울대병원 순환기내과 교수

이를 닦는 것만으로도 치매가 좋아진다는데 정말인가요?

20만 명 이상의 치매 환자를 본 치매 명의가 알려드립니다.

"치매에 걸리지 않고, 치매를 낫게 하기" 위해 누구나 할 수 있는 매일의 습관!

그것은 바로 '칫솔질'입니다.

치매 예방은 물론, 치매가 있어도 매일 칫솔질을 꼼꼼히 함으로써

증상이 누그러진 환자가 늘고 있습니다.

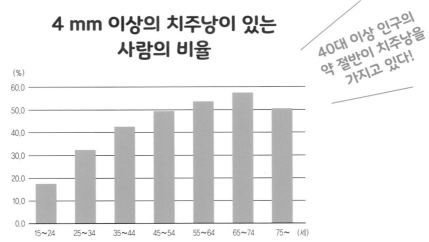

4 mm 이상의 치주낭이 있는 사람의 비율

40대 이상 인구의 약 절반이 치주낭을 가지고 있다!

치아와 잇몸 사이에는 보통 1~2 mm 정도의 홈이 파여 있습니다. 잇몸의 염증이 진행되어 그 홈이 4 mm 이상이 되면 '치주낭'이라고 불리며, 방치하면 발치를 해야 할 수도 있습니다. 조사 결과에 따르면 40대 이상 인구의 약 절반 정도가 치주낭을 가지고 있습니다.

출처 : 일본후생노동성 '2016년 치과질환 실태조사'

이유 1 '치주병균'이 알츠하이머 치매의 원인이 됩니다.

치주질환을 일으키는 '치주병균'이 생산하는 독소에 의해 잇몸 등에 염증이 생기면 혈액 속으로 염증물질(사이토카인)이 흘러 들어갑니다. 이 사이토카인이 뇌까지 운반되면 알츠하이머 치매의 원인이 되는 '아밀로이드β'라는 단백질이 뇌 속에서 증가하게 됩니다.

이유 2 치아가 없으면 잘 씹을 수 없게 되고 뇌로 가는 혈류가 줄어듭니다.

뇌로 가는 혈류가 줄어들면 알츠하이머 치매의 원인이 되는 '아밀로이드β'를 혈류가 밀어내지 못하게 되어 이것들이 뇌 속에 쌓이게 됩니다. 그런데 씹는 행위는 한 번에 3.5 ㎖나 되는 혈액을 뇌로 보내줍니다. 그렇기 때문에 '치아가 없거나, 씹을 수 없다'면 뇌로 가는 혈류가 줄어들어 치매의 위험을 높이게 됩니다.

치아가 없으면 쉽게 치매에 걸리게 되는 이유

흔히 '이가 없으면 바보가 되기 쉽다'고 하는데, 전혀 근거가 없는 얘기는 아닙니다. 일반적으로 나이가 듦에 따라 치아의 개수는 줄어들게 되며, 이것이 치매로 발전하는 큰 원인이 됩니다.

이유 3 치아가 없으면 잘 씹지 못해 "행복 자극"이 줄어듭니다.

치매에 걸리면, 뇌의 '해마'와 함께 '편도체'라는 부분에 위축이 오게 됩니다. 편도체는 '좋음과 싫음', '유쾌함과 불쾌함'이라는 감정을 수반하는 부위로, 기억을 남기기 쉽도록 도와줍니다. 치아가 없어져 식사를 즐길 수 없게 되면 이 편도체를 자극하지 못하게 됨으로써 뇌의 위축을 초래하기 쉽습니다.

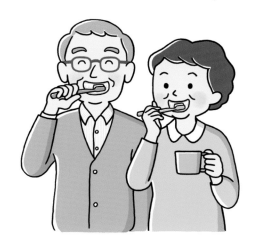

그래서 "칫솔질"이
가장 좋은 치매 예방법!

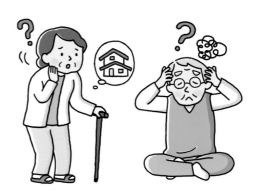

제 2 장

치매 명의가 알려드립니다!

늙지 않는 두뇌 습관

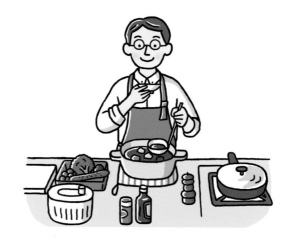

제 3 장

하세가와 요시야 선생님께 묻는다!

치매 예방 및 개선을
목표로 하는 케어 Q&A

※ 부록

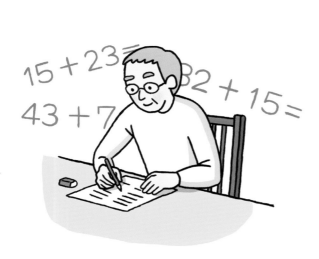

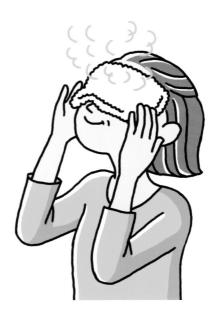

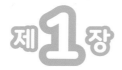

제**1**장

제대로 아는 것이 예방과 개선의 지름길!
치매는
어떤 병인가요?

치매는 100% 못 고치는 병이 아닙니다. 막연히 두려워하지 않기 위해서라도
치매는 어떤 병이고, 어떤 특징이 있는지 알아 두어야 합니다.

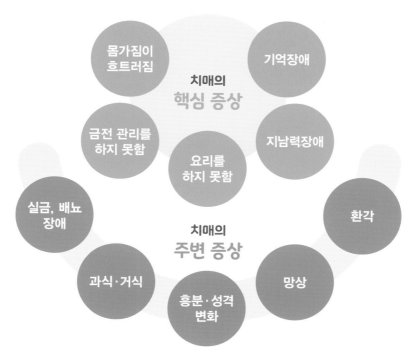

치매의 **핵심 증상**

- 몸가짐이 흐트러짐
- 기억장애
- 금전 관리를 하지 못함
- 요리를 하지 못함
- 지남력장애

치매의 **주변 증상**

- 실금, 배뇨 장애
- 환각
- 과식·거식
- 흥분·성격 변화
- 망상

치매 증상에 관한 자세한 설명은 ➡ 14 페이지

고령자 5명 중 1명이 발병하는 시대!
치매란 무엇일까?

뇌의 신경세포가 사멸하여 인지기능이 저하된다

초고령사회인 현재, 이미 가까이에 치매 환자가 있거나 장차 치매에 걸리지 않을까 불안해하시는 분들도 많을 것입니다. 2015년 후생노동성 발표에 따르면, 일본의 치매 환자 수는 2012년 현재 약 462만 명, 예비군으로 분류되는 "경도인지장애(MCI)"도 약 400만 명으로 추산되고 있습니다. 앞으로 그 수는 더 늘어갈 것으로 전망되며, 2025년에는 700만 명에 달할 것이라 예상됩니다. 이것은 65세 이상의 고령자 5명 중 1명에 해당되는 숫자입니다. 지금까지 이상으로 치매에 대한 대책이 요구되는 시대가 올 것이라 말할 수 있습니다.

*역자주: 우리나라는 2021년 기준 만 65세 이상 인구 약 857만 명 중 추정 치매환자 수는 약 886만 명으로, 치매 유병률은 약 10.33%에 이릅니다.

치매란, 초기에는 누구에게라도 일어날 수 있는 '건망증'으로 시작해서, 차츰 사물에 대한 판단이 어려워지고 일상생활에 지장을 초래하게 되면 진단받는 병입니다. 뇌의 신경세포가 손상을 받아 제대로 작동하지 않기 때문에 일어나는 것으로 알려져 있고, 증상이 진행되면서 뇌가 위축되는 모습을 보입니다.

치매는 신경세포가 감소하는 원인에 따라 크게 두 가지로 나눌 수 있습니다. 하나는 뇌의 신경세포 자체가 사멸하기 때문에 일어나는 것이고, 다른 하나는 상해나 질병 등으로 인해 이차적으로 치매에 이르는 것입니다.

전자에는 알츠하이머 치매나 루이체 치매, 후자에는 혈관성 치매나 전두측두엽 치매(픽병 등)가 있습니다. 그 밖에도 다양한 종류의 치매가 있으며, 65세 미만에서 발병하는 '조기발병치매(초로기치매)'도 알려져 있습니다. 이 경우는 진행이 빠르고, 증상도 심각해지는 경향이 있는 것이 특징입니다.

주요 치매의 종류

60% 이상은 이 타입!

신경세포가 사멸하여 일어나는 경우

알츠하이머 치매

전체의 60% 이상을 차지하고 가장 많은 유형의 치매입니다. 뇌에 아밀로이드β라는 단백질이 비정상적으로 쌓여서 신경세포가 사멸하고 감소하는 경우 일어난다고 알려져 있습니다. 건망증과 같은 기억장애부터 시작해, 조금씩 진행이 됩니다.

루이체 치매

신경의 변성이 바탕이 되어 일어나는 치매 중 알츠하이머 치매 다음으로 많은 종류입니다. 신경세포에 루이체(Lewy body)라는 작은 덩어리가 비정상적으로 쌓임으로써 발생하게 됩니다. 환각 등의 증상이 많은 것이 특징입니다.

이차적인 요인으로 일어나는 경우

전두측두엽 치매 (픽병peak disease 등)

뇌의 신경세포에 타우 단백질로 이루어진 '픽 소체'가 생겨 전두엽이나 측두엽의 신경세포가 변성되고, 이로 인해 성격이 바뀌거나 언어기능에 문제가 나타납니다. 65세 미만에 발병하는 경우가 많은 것이 특징입니다.

혈관성 치매

뇌경색이나 뇌출혈 등으로 뇌의 혈류가 끊기고, 그 결과 뇌의 신경이 손상을 입음으로써 치매에 이르게 됩니다. 영양섭취의 편중, 흡연이나 과음 등의 생활습관이 바탕이 되는 것도 많고, 남성에게 많은 것이 특징입니다. 증상에 변동도 있습니다. '얼룩치매'라고 불리기도 합니다.

경도인지장애(MCI)란?

치매 발병 전 단계를 '경도인지장애(MCI)'라고 부릅니다. 이 상태에서는 일상생활에 크게 지장은 없습니다. 건망증 등의 증상은 있지만 기억장애라고 할 정도는 아니고, 정상적인 상태와 치매의 중간단계라고 할 수 있습니다. 다만 이 상태를 그냥 두면 결국 치매로 진행이 됩니다. MCI인 것을 알았다면 빠른 조치를 취해 더 이상 증상이 진행되지 않도록 유지하거나, 개선을 목표로 하는 것이 좋습니다.

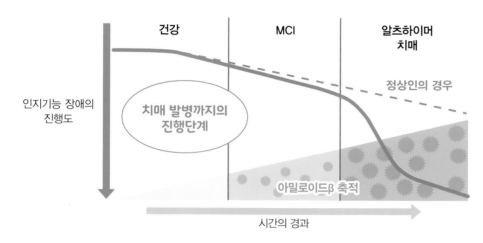

알츠하이머 치매의 원인으로 알려져 있는 아밀로이드β는 오랜 시간에 걸쳐 조금씩 뇌에 쌓여갑니다. 그러나 모든 사람이 MCI에서 알츠하이머 치매로 진행하는 것은 아닙니다.

측두엽의 위축에서 비롯되는 알츠하이머 치매

가장 빈도가 높은 것이 '알츠하이머 치매'로 측두엽의 해마나 해마의 끝에 위치하는 편도체의 위축에서 시작하여 점차 두정엽과 전두엽에도 위축이 나타나게 됩니다.

측두엽은 주로 색깔이나 형태의 판단이나 기억을 관장하는 부분으로, 이 부분에 이상이 생기면 기억장애가 일어나게 됩니다.

두정엽은 움직임이나 3차원적인 형태 등의 공간인식을 하고 있는 부분입니다. 더욱이 전두엽은 사고나 판단, 창조성, 사회성 등 확실히 "인간다운 행동"을 가져오는 중요한 부분입니다. 그 때문에 두정엽이나 전두엽도 수축되면 지남력장애와 함께 몸가짐이 흐트러지거나, 요리나 돈 관리를 할 수 없는 등의 핵심 증상이 나타날 수 있습니다. 또한, 다른 치매와 함께 발병할 수도 있습니다.

여러 가지 원인이 서로 얽혀 발병에 이릅니다

치매에 대해서는 아직 밝혀지지 않은 부분들이 많습니다. 같은 유형의 치매라도 증상이 나타나는 방법이 사람에 따라 다를 수 있습니다. 다양한 요인이 얽혀 발병하기 때문에, 치료 시에는 개개인의 상태를 체크하여 상황이나 원인에 맞는 맞춤형 대책이 필요합니다.

어떤 병이든 마찬가지겠지만, 치매 역시 조기에 진단받고 치료를 시작하는 것이 중요합니다. 혹시 치매가 아닐까 생각이 든다면 망설이지 말고 병원에서 진찰을 받아보세요. 치매 전문의가 있는 병원이나 치매센터, 건망증 외래진료 혹은 정신과나 신경과 등을 방문하는 것이 좋습니다. 우선 주치의 및 가까운 의사에게 상담을 받아 보시기 바랍니다.

조기 발견의 단서로!
치매의 다양한 증상

인지기능이 저하된다
& 핵심 증상으로 시작된다

치매를 알아차리는 타이밍은 스스로 "최근 건망증이 심해진 것 같다"라고 생각하는 경우와, 가족이 행동을 보고 "혹시 치매인가?"라고 생각하는 경우가 있을 것입니다. 치매의 대표적인 증상은 '건망증' 이외에 여러 가지가 있는데, 초기 단계에 나타나는 '핵심 증상'과 그 상태가 일정 기간 진행하면서 일어나는 '주변 증상'으로 나눌 수 있습니다.

핵심 증상은 '기억이나 이해', '판단력' 등 생활함에 있어서 근본적인 판단이 스스로 불가능하게 되어, 지금까지 당연하게 하던 것을 할 수 없게 되는 상태입니다. 증상이 진행됨에 따라 환각, 망상, 흥분·성격변화, 과식·거식, 실금·배뇨장애 등의 주변 증상이 나타나게 됩니다.

치매의 주요 증상

핵심 증상

기억장애

자신에게 일어난 일을 잊어버리는 건망증이나, '같은 이야기를 반복'하는 증상이 빈번히 나타납니다. 사건 자체를 잊어버려 새로운 걸 기억할 수 없게 됩니다.

지남력장애

"오늘은 며칠, 무슨 요일이죠?" 등 날짜나 시간, 자기가 있는 장소를 모르게 됩니다. 잘 알고 있어야 할 장소를 헤매거나 사람의 얼굴을 판별할 수 없게 됩니다.

요리를 할 수 없다

지금까지 만들던 요리를 만들 수 없게 되고, 간을 잘 못 맞추거나 요리를 만드는 것 자체가 귀찮아집니다. '상황을 조리 있게 생각할 수 없게 된다'는 점과 연관이 있습니다.

금전 관리를 할 수 없다

통장이나 인감도장 등을 어디에 두었는지 알 수 없게 되며, 잔돈 계산이 잘 안 되기 때문에 계산할 때 항상 지폐로 내게 되어 잔돈이 가득해집니다. ATM기 조작도 어려워집니다.

몸가짐이 흐트러진다

객관적인 판단을 할 수 없게 되므로, 남자 같은 경우에는 수염을 깎지 않거나 여성은 화장을 하지 않게 되는 등 몸단장을 할 수 없게 됩니다. 복장이 어떻든 간에 신경 쓰지 않게 됩니다.

주변 증상(BPSD)

환 각

의식장애의 일종인 섬망 증상의 하나로, 실제로는 없는 벌레, 뱀 등의 작은 동물, 현실에는 없는 사람이나 사물이 보입니다. 특히 루이체 치매의 경우에 많이 볼 수 있습니다.

망 상

상황을 실제와는 다르게 해석해 버리는 '피해망상' 상태입니다. 물건이나 돈을 도둑맞았다거나, 배우자가 바람을 피우고 있다고 생각하고, 아무리 설득을 해도 그 상황을 납득하지 못하는 경우를 말합니다.

흥분·성격변화

작은 일로 짜증을 내거나 지나치게 목소리를 높이거나 하는 등 흥분하기 쉽습니다. 원래 온화한 사람이라도 공격적이고 화를 잘 내는 성격으로 변해버립니다.

과식·거식

식사를 했는지 아닌지를 잊어버리며, 자꾸 음식을 먹고 싶어 하기 때문에 과식을 하게 됩니다. 그러나 증세가 더욱 진행되면 식사 자체를 거부하게 됩니다.

실금·배뇨장애

배뇨 조절을 할 수 없기 때문에 화장실에 가지 못하고 실수를 하거나, 화장실과 실내를 배설물 투성이로 만들어버리거나, 용변을 본 속옷을 숨겨 버리기도 합니다.

조기에 발견하여
진행을 늦추는 것이 중요합니다

'치매가 의심된다'고 생각해도 좀처럼 병원을 찾지 않는 경우가 많습니다. 현실을 직시하고 싶지 않은 마음도 있겠죠.

그렇다고는 해도, 치매는 그냥 둔다고 저절로 나을 수 있는 병이 아닙니다. 증상이 심해질수록 본인도 싫어하기 때문에 가까운 가족조차 병원에 데려가기 어려울 수 있습니다. 의사에게 진찰받는 것이 힘든 일이라 하더라도, 이후에 필요한 대책을 세우기 위해서는 가능한 한 빨리 현 상태를 올바르게 아는 것이 바람직하다고 할 수 있습니다. 증상이 진행되기 전일수록, 그 후의 진행을 막기 쉽기 때문입니다.

일단 치매로 진단된 경우, 근본적인 치료는 어렵고 치료약은 어디까지나 진행을 더디게 하기 위해 사용됩니다.

그러나, 핵심 증상 단계에서 치료를 시작하면 주변 증상으로 가는 것을 어느 정도 늦출 수 있으며 증상 자체가 누그러질 수도 있습니다.

치매는 뇌의 신경세포가 손상을 입으면서 일어나는 것이므로 신경세포가 더 많이 남아있는 단계에서 치료를 시작할수록 예방 및 개선의 효과도 높아집니다.

어떤 병이든 그렇지만, 특히 치매의 경우 스스로를 돌보지 못하게 되는 특징이 있기 때문에 치료의 시작이 늦어지면 늦어질수록 돌보는 가족의 부담도 늘어갑니다.

또한, 생활습관 등도 많은 영향을 주고 있기 때문에 보다 빨리 진단을 받고 생활을 개선하는 것이 효과적인 경우도 있습니다. 조금이라도 오래, 자신다운 생활을 하기 위해서라도 조기에 대책을 세울 필요가 있습니다.

치매 조기발견의 장점 5가지

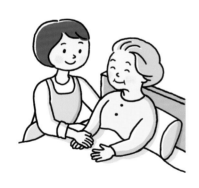

장점 **1** 약물로 진행을 더디게 할 수 있습니다

치매 약은 증상의 진행을 더디게 하는 효과가 있습니다. 처방 시에는 치매 여부를 정확하게 확인하는 것이 필수입니다. 치료를 통해 신경세포의 기능을 유지하고 흐름을 좋게 할 필요가 있으며, 그러기 위해서는 신경세포가 조금이라도 더 남아있는 것이 바람직합니다.

장점 **2** 자택에서 생활할 수 있습니다

핵심 증상 단계에서는 환자 본인과의 의사소통이 비교적 잘 이루어집니다. 그래서 돌보는 가족의 부담도 가벼워집니다. 본인에게도 익숙한 자신의 집에서의 생활을 계속하기 쉽습니다.

장점 **3** 간병인에게 마음의 여유가 생깁니다

치매의 발병은 가족에게도 매우 충격적인 일입니다. 조기 진찰로 상태를 정확하게 파악할 수 있으면 질병의 진행 과정 등도 어느 정도 예상할 수 있습니다. 그것을 통해 마음가짐부터 정신적, 경제적인 준비를 할 수 있고, 상황을 냉정하게 대처할 수 있게 됩니다.

장점 **4** 시설 입소 시기를 판단하기 쉽습니다

치매로 진단된 단계에서 이미 주변 증상이 진행 중인 경우, 집에서 간병하는 것은 점차 어려워집니다. 그런 점에서 빨리 진단이 되면, 요양시설에 대한 자료 수집이나 입소 시점 등에 대해 가족들끼리 서로 이야기하는 시간을 가질 수 있습니다.

장점 **5** 자산이나 연금의 파악이 가능합니다

치매가 진행되면 재산관리 등도 할 수 없게 됩니다. 일반적으로 금융기관의 절차를 밟으려면 본인 확인이 필요한 경우가 많으므로, 치매 초기 단계에 가족이 자산이나 연금, 보험 등의 세부사항을 파악해 두면 상황에 따라 대응도 원활해집니다.

건망증일까? 치매일까?
치매를 진단하는 기준

치매를 진단하는 검사란?

당연히 알고 있던 사람의 이름이나 단어가 생각나지 않는 경험을 가지고 계신 분들이 많으실 겁니다. 피로나 스트레스 등으로 뇌의 기능이 떨어지면 20, 30대에도 건망증이 나타납니다. 하지만 어느 정도 나이가 되면 뇌기능의 저하는 피할 수 없고, 누구나 건망증이 생기게 됩니다.

주의할 점은 누구에게나 있는 건망증과 치매는 다르다는 것입니다. 건망증은 특정 표현 등이 생각나기 어렵게 되는 상태이지만, 치매는 진행되면 사건 자체를 기억하지 못하는 상태가 됩니다.

단순 건망증인지 치매인지 알아보기 위해서 '질문 형식의 평가 척도'를 실시합니다. CT나 MRI와 같은 영상진단도 실시하여 뇌의 위축 상태를 확인하지만, 어디까지나 중요한 것은 뇌의 상태 변화보다 기능의 상태 변화입니다.

그래서 치매 진단에 이용되는 것이 '주관적 기억감퇴 설문(SMCQ, Subjective Memory Complaints Questionnaire)'(17페이지)이라고 불리는 질문 형식의 검사입니다. 주관적 기억력과 기분을 알아보기 위한 문항으로, 평소에 주관적으로 경험하는 기억장애에 대한 질문들로 구성되어 있습니다.

또한 6개 항목의 면접 형식으로 진행하는 '전두엽 기능검사(FAB, Frontal Assessment Battery)'도 중요합니다. 예를 들어, 검사자가 두 번 박수를 치면 한 번 손가락을 접어 숫자를 세는 등의 간단한 움직임을 수반한 검사입니다. 주로 뇌의 '전두엽' 기능저하를 알 수 있습니다.

치매의 진단기준

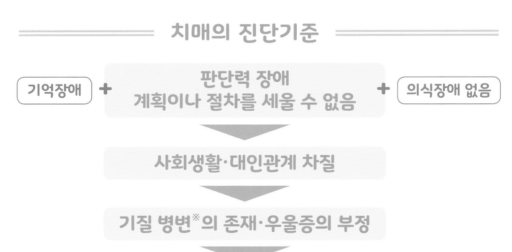

기억장애 + 판단력 장애 계획이나 절차를 세울 수 없음 + 의식장애 없음

↓

사회생활·대인관계 차질

↓

기질 병변※의 존재·우울증의 부정

↓

치 매

※뇌를 포함한 몸의 어느 곳인가에 손상을 입음으로써 어떠한 부진·결함이 발생하고 있는 상태

출처: American Psychiatric Association, Diagnostic and Statistical Manual of Mental Disorders, 4TH edition, Text Revision (DSM–IV–TR)

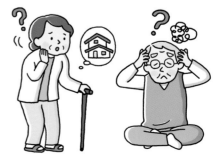

주관적 기억감퇴 설문 (SMCQ)
Subjective Memory Complaints Questionnaire

다음 문항들을 읽으면서 자신의 행동이나 생각 또는 느낌과 일치하는 것에 체크해 주십시오.

	질문내용	예	아니오
1	자신의 기억력에 문제가 있다고 생각하십니까?		
2	자신의 기억력이 10년 전보다 나빠졌다고 생각하십니까?		
3	자신의 기억력이 같은 또래의 다른 사람들에 비해 나쁘다고 생각하십니까?		
4	기억력 저하로 인해 일상생활에 불편을 느끼십니까?		
5	최근에 일어난 일을 기억하는 것이 어렵습니까?		
6	며칠 전에 나눈 대화 내용을 기억하기 어렵습니까?		
7	며칠 전에 한 약속을 기억하기 어렵습니까?		
8	친한 사람의 이름을 기억하기 어렵습니까?		
9	물건을 두었던 곳을 기억하기 어렵습니까?		
10	이전에 비해 물건을 자주 잃어버립니까?		
11	집 근처에서 길을 잃은 적이 있습니까?		
12	가게에서 2-3가지 물건을 사려고 할 때 물건 이름을 기억하기 어렵습니까?		
13	가스불이나 전기불 끄는 것을 기억하기 어렵습니까?		
14	자주 사용하는 전화번호(자신 혹은 자녀의 집)를 기억하기 어렵습니까?		
	총점	/	14점

참고문헌

Youn, J. C., Kim, K. W., Lee, D. Y., Jhoo, J. H., Lee, S. B., Park, J. H., ... & Woo, J. I. (2009). Development of the subjective memory complaints questionnaire. Dementia and geriatric cognitive disorders, 27(4), 310-317.

치아 개수가 적다 (치주질환)

치아 관리를 소홀히 하면 치매를 유발하는 원인이 됩니다.
치아를 건강하게 많이 보존하여, 제대로 씹는 것이 치매 예방에 도움이 됩니다.

치주질환과 치매가 서로 관계가 있다고요?

최근 새로운 상식으로 널리 알려지고 있는 것이 "치매와 구강과의 관계"입니다. 치매 증상 중 하나가 몸가짐이 흐트러지고, 몸을 청결하게 유지할 수 없게 되는 것입니다. 그중에는 '칫솔질'도 포함되며, 치매환자의 입속에는 치태(플라그)가 많고, 입 냄새가 심한 경우가 아주 많습니다.

구강 내의 문제는 그동안 뒷전으로 밀려왔고, 나이가 들면 치아를 잃는 것, 틀니를 하는 게 당연하다고 생각했습니다. 그러나 그러한 잘못된 인식에서 벗어나 이제는 "구강관리를 잘하면 치매 예방이 된다"는 것이 사실로 여겨지고 있습니다.

치주질환은 칫솔질 등의 구강관리가 부실하여 세균이 증식하면서 치은염 등을 일으키는 염증성 질환입니다. 치아 자체가 아니라 치아와 잇몸의 경계선 관리가 되지 않으면, 그곳에 세균이 증식하여 잇몸이 붓게 됩니다. 더 진행되면 치아와 잇몸 사이에 '치주낭'이라는 홈이 생겨 더 깊어지게 됩니다. 이러한 과정에서 치아의 토대인 치조골이 녹기 시작하고, 결국 치아를 잃을 수도 있습니다.

이러한 치주질환의 원인이 되는 세균이 초래하는 물질이 치매에도 깊이 관여하고 있습니다.

> 여러분은
> 괜찮으신가요?

치주질환 자가진단
(네모박스 체크)

- [ ] 35세 이상이다.
- [ ] 아침에 일어났을 때, 입안이 끈적끈적하다.
- [ ] 구취가 있다.
- [ ] 1회 칫솔질을 3분 이하로 한다.
- [ ] 칫솔질 시 치간 칫솔이나 치실을 사용하지 않는다.
- [ ] 이를 닦으면 피가 난 적이 있다.
- [ ] 빠진 채로 있는 치아, 치료하지 않고 방치하고 있는 치아가 있다.
- [ ] 1년 이상 치과진료를 받지 않았다.

1개라도 체크가 된 당신!
치매에 걸리지 않기 위한
구강건강 관리가 필요합니다.

치주질환이 치매를 일으키는 기전

이미 설명했듯이, 알츠하이머 치매는 아밀로이드β가 뇌에 쌓여 발병합니다. 구강 내에 치주병균이 늘어나면 치주병균이 생산해내는 독소에 의해 치주염이 발생하게 됩니다. 그리고 그러한 세균을 공격하도록 면역세포에서 만들어내는 사이토카인^{cytokine}이라는 물질이 늘어나게 되고, 이것들이 혈류를 타고 뇌에 도달하게 됩니다. 이렇게 되면, 아밀로이드β가 만들어지는 양도 늘어나게 되는 것입니다.

즉, 치주질환의 예방과 치료에 힘쓰면, 알츠하이머 치매의 발병 자체를 억제하고, 진행을 지연시키는 것으로도 이어집니다.

치매 환자와 정상 고령자의 남은 치아 개수

정상 고령자	알츠하이머 치매 환자	혈관성 치매 환자
9.01개	**3.11**개	**5.92**개

치매 환자는
치아 개수가 적다!

치아의 개수가 적을수록 음식을 씹을 때 치근막에 가해지는 압력이 줄어들어 뇌로 보내지는 혈액량이 줄어듭니다. 그러면 뇌에 자극이 줄어들기 때문에 이는 뇌의 기능저하로 이어져 의욕 저하나 건망증을 일으키기 쉽습니다.

출처: "구강기능과 노화에 관한 연구" J.Jpn. Stomatol. Soc 47(3): 403-407,1998

치아야말로 건강의 기초
씹는 것이 "뇌의 자극"을 가져온다

치주질환의 문제뿐만 아니라, 자기 치아로 잘 씹어 먹는 것은 뇌에 좋은 자극을 줍니다.

치아와 치조골 사이에는 충격을 완화하는 쿠션 역할을 하는 '치근막'이라는 부분이 있는데(53 페이지), 치근막은 음식을 씹을 때마다 약 3 ㎛ (마이크로미터) 정도 가라앉고, 그 압력으로 혈액이 압축되어 펌프처럼 혈액을 뇌로 보냅니다. 그렇기 때문에 "씹는 횟수를 늘리면 뇌로 더 많은 혈액이 도달하게 되는 것"입니다.

뇌 혈류가 증가하면, 그만큼 뇌에 자극을 주어 활성화가 됩니다. 음식을 씹으면 타액이 분비되어 소화에도 도움이 되고, 입안을 깨끗이 씻어내는 역할도 하기 때문에, 타액은 매우 중요합니다.

또한, 스스로 음식을 먹고 삼킬 수 있는 동안에는 꼭꼭 씹어 먹는 것이 중요합니다.

구강 내를 청결하게 유지하려면, 일상적인 예방이 필수적입니다. 구체적으로는 제2장에 소개될 구강관리를 실천하시길 바라며, 정기적으로 치과에 가는 습관을 들이는 것이 좋습니다.

지금까지의 치과치료에서는 조금이라도 안 좋아지면 치아를 빼서 틀니를 해버리는 경우도 적지 않았습니다. 오늘날의 고령자 중 60세 전후 단계에서 이미 총의치(전체 틀니)를 사용하는 사람도 있습니다. 이는, 자신의 치아로 씹을 수 없기 때문에 치매로 이어질 위험성을 높이는 일입니다.

구강관리가 효과적인 것은 입안에 자극을 주는 것이 우리가 생각하는 것 이상으로 뇌를 활성화시키기 때문입니다. 이는 결과적으로 식욕과 의욕의 향상으로도 이어집니다.

구강관리는 편안함과 직결되는 뇌의 편도체 자극에도 도움이 되어 치매 예방에 필수적이라 할 수 있습니다.

장내 환경이 나쁘다

장의 상태는 뇌와 몸에 큰 영향을 주는 것으로 알려져 있습니다.
장 건강은 치매 발병의 갈림길이 되기도 합니다.

치매 환자와 그렇지 않은 사람의 장내 세균 조성 유형의 차이

치매환자는 박테로이데스^{Bacteroides}가 적습니다!

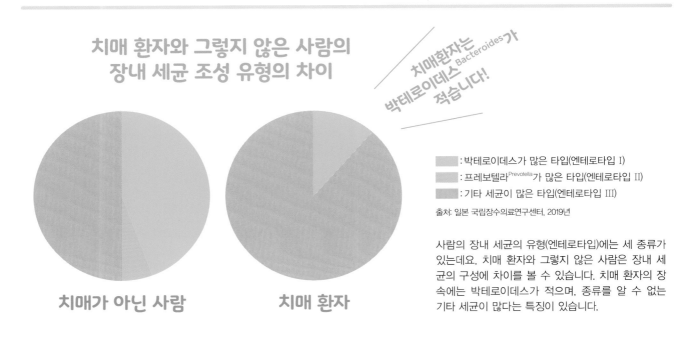

■ : 박테로이데스가 많은 타입(엔테로타입 Ⅰ)
■ : 프레보텔라^{Prevotella}가 많은 타입(엔테로타입 Ⅱ)
■ : 기타 세균이 많은 타입(엔테로타입 Ⅲ)
출처: 일본 국립장수의료연구센터, 2019년

치매가 아닌 사람 **치매 환자**

사람의 장내 세균의 유형(엔테로타입)에는 세 종류가 있는데요. 치매 환자와 그렇지 않은 사람은 장내 세균의 구성에 차이를 볼 수 있습니다. 치매 환자의 장 속에는 박테로이데스가 적으며, 종류를 알 수 없는 기타 세균이 많다는 특징이 있습니다.

장과 뇌 사이에는 밀접한 관계가 있습니다

장은 우리 몸에서 아주 중요한 역할을 담당하고 있습니다. 소화기관의 하나일 뿐만 아니라, 최근에는 「면역기능」으로도 주목받고 있습니다. 게다가 장은 치매와도 크게 관련되어 있기도 합니다.

장은 독자적인 신경망을 갖추고 뇌와 밀접한 관계를 가지는데 이를 '장뇌상관(腸腦相關)'이라고 부릅니다. 스트레스를 받으면 속이 안 좋아지는 것은 그 때문입니다.

요즘 특히 주목받는 것은 장내 점막 표면에 다양한 세균군이 마치 꽃밭처럼 존재하는 '장내 플로라^{intestinal flora}(장내세균총)'의 존재입니다. 소장의 일부에서부터 대장에 걸쳐 서식하는 장내 세균의 총 수는 500조~1000조로, 유익균, 유해균, 기회균의 3가지로 분류됩니다.

'유익균'에는 비피더스균, 유산균 등이 있는데, 소화를 돕고 배변을 좋게 하는 성질이 있습니다. 반면, '유해균'에는 포도상구균이나 웰치균 등이 있습니다. 유해물질을 만들어 장내 환경을 악화시키고, 설사나 변비의 원인이 되기도 합니다.

장내 세균 중 유익균, 유해균 어느 쪽에도 속하지 않은 것이 '기회균'입니다. 유익균과 유해균의 중간 성질을 가지고 있는데, 둘 중 우세한 쪽에 가담하는 습성이 있습니다.

치매의 열쇠를 쥔 박테로이데스

기회균 중에서도 치매와의 관련성으로 주목받는 것이 '박테로이데스'입니다. 일본인의 장내에 많이 존재하지만, 유독 치매 환자의 장내에는 박테로이데스가 적었다는 조사 보고가 있었습니다.

치매 개선이나 예방과의 관련성에 대해서는 새로운 연구가 필요하며, 치매 이외에도 장내 세균은 '당뇨병'이나 '비만' 등 다양한 문제와 관련이 있다는 사실도 알려졌습니다.

유익균을 늘려 치매를 예방하자

장내 컨트롤에서 필요한 것은 유익균, 유해균, 기회균의 균형을 맞추는 것입니다. 유해균이라 해도 너무 많이 늘어나지만 않으면 필요한 균이며, 이상적인 비율인 '유익균 2 : 유해균 1 : 기회균 7'에 최대한 가까워지는 것이 중요합니다.

기회균은 유익균과 유해균 중 우세한 쪽에 가담하기 때문에, 목표로 해야 할 것은 "좋은 균을 증가시키는 것"입니다. 구체적으로 아래에서도 소개하겠지만, 우선 매일 식사로 유산균, 비피더스균 등 유익균이 좋아하는 음식을 적극적으로 섭취하는 것이 좋습니다. 또 유익균의 먹이가 되는 '식이섬유'와 바나나, 콩 등에 함유된 '올리고당'을 섭취하는 것도 효과적입니다. 그리고 유해균을 늘리는 식사를 되도록이면 피하는 것도 중요합니다. 고기나 지방이 많은 음식은 유해균과 관련되어 유해물질을 만들어내는 계기가 될 수 있으므로 주의해야 합니다.

장의 기능은 자율신경과도 관련되기 때문에 스트레스를 받지 않고 수면을 제대로 취하는 것도 빠뜨릴 수 없습니다. 장내 세균의 균형이 잘 맞춰져 치매가 멀어지도록 해야 합니다.

박테로이데스가 줄어들기 쉬운!
치매에 걸리기 쉬운 생활습관

탄수화물이나 지방이 많은 식사

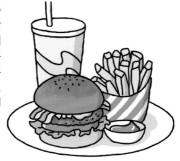

빵이나 흰쌀 같은 탄수화물 과다 섭취는 비만이나 당뇨병의 원인입니다. 또, 지방이 많은 식사습관이 있으면 유해균이 우세하게 되어, 장내 환경의 균형이 깨지게 됩니다.

채소 섭취량이 적다

채소, 해조류, 버섯류, 콩류 등에 많은 식이섬유는 유익균의 먹이가 되기 때문에 부족하지 않게 제대로 섭취해야 합니다. 하루 평균 섭취량인 남성 20 g 이상, 여성 18 g 이상(2015년 국민건강·영양조사 결과 개요)을 목표로 먹는 것이 좋습니다.

산화한 기름에 의한 조리

오래되어 산화한 기름은 '과산화지질'이라는 유해물질로 변화합니다. 섭취 시 장의 조직을 손상시켜 장내 환경의 균형을 깨뜨리게 되며, 체내에서는 세포막과 DNA에 손상을 주어, 알츠하이머 치매를 일으키는 아밀로이드β가 쉽게 생기는 원인이 되기도 합니다.

스트레스가 많은 생활

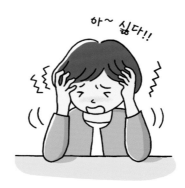

하~ 싫다!!

지나친 스트레스는 장의 기능을 둔화시켜 설사나 변비가 생기기 쉽습니다. 특히 변비가 생기게 되면, 배설되어야 할 것들이 오래 장에 머무르기 때문에 유해균이 우세하게 됩니다. 이로 인해 몸에 여러 가지 악영향을 미칩니다.

당뇨병

당뇨병은 치매 발병 위험을 높일 뿐만 아니라, 치매에 걸리면 약 복용을 잊어버리는 등
당뇨병 치료 자체가 되지 않는 악순환에 빠질 수 있습니다.

주의해야 할 당뇨병과 치매의 관계

성인병 중 하나인 당뇨병 환자는 점점 증가하는 추세입니다. '당뇨병'은 인슐린의 기능이 나빠져서 당을 적절히 대사하지 못하고 혈당이 높은 상태가 지속되어, 여러 가지 합병증을 가져오는 병입니다. 당뇨병에 걸리면 알츠하이머 치매, 혈관성 치매 위험이 높아진다는 보고도 있습니다.

두 가지 치매는 지금까지 서로 다른 원인에 의해 일어나는 것으로 생각되어 왔으나, '당뇨병'이 양쪽 모두와 관련된다는 사실이 밝혀졌습니다. 예를 들면, 알츠하이머 치매는 뇌에 아밀로이드β가 쌓이면 발병하지만, 인슐린은 아밀로이드β의 분해를 촉진하는 기능을 가지고 있습니다. 따라서 당뇨병이 발병하여 인슐린의 분비가 감소하면, 알츠하이머 치매도 발병하기 더 쉬워지는 것입니다.

또한 혈관성 치매는 뇌경색 등 혈관의 질병으로부터 2차적으로 발생하지만, 당뇨병에 걸리면 뇌와 심장의 동맥경화를 촉진하기 때문에 발병 위험을 보다 높이게 됩니다.

치매는 당뇨병 치료에도 악영향을 미칩니다

치주질환과 치매의 관계에 대해서는 이미 소개했습니다만, 치주질환으로 발생되는 '염증성 사이토카인'은 인슐린의 기능에도 영향을 미쳐 결과적으로 당뇨병으로 이어진다고 알려져 있습니다.

치매가 진행되면 당뇨병의 치료를 위한 약의 복용, 혈당 조절 등을 스스로 할 수 없게 되기 때문에 당뇨병 역시 악화되기도 합니다.

당뇨병을 일으키는 나쁜 습관

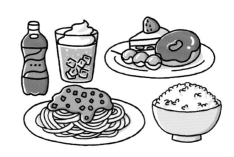

탄수화물이 많은 식사

밥이나 빵, 파스타와 같은 음식은 탄수화물이 많이 포함되어 있습니다. 탄수화물은 주요 에너지원이지만, 너무 많이 섭취하면 혈당을 높이는 요인이 됩니다.

운동부족

몸을 움직일 기회가 적으면 음식에서 얻은 에너지를 소비할 수 없습니다. 그 때문에 혈당이 높은 상태가 계속 유지됩니다.

치매에 걸리기 쉬운 사람의 특징

고혈압

생활습관병의 하나인 고혈압을 방치하면
혈관성 치매의 발생 위험을 높이는 요인이 되기도 합니다.

고혈압은 혈관성 치매의 위험성을 높입니다

"젊었을 땐 안 높았는데 말이죠..."

나이가 들수록 고혈압 진단을 받는 사람이 많아지고 있습니다.

혈압이란 심장에서 혈액을 내보낼 때 혈관벽에 가해지는 압력을 말합니다. 본래는 필요에 따라 조절되는 것이지만, 일상적으로 고혈압 상태가 계속되면 여러 장기에 부담을 주거나 혈관을 손상시켜 동맥경화의 원인이 될 수 있습니다. 이는 어느 날 갑자기 뇌경색이나 심근경색 등을 일으키기도 합니다.

고혈압은 "혈관성 치매의 위험을 높이는" 요인이 됩니다. 고혈압은 자각증상이 없는 반면 심각한 질병의 원인이 되기 때문에 '고요한 킬러', '조용한 킬러'라고 불리기도 합니다. 치매를 막는 의미에서도 혈압 관리는 필수입니다.

고혈압으로 진단을 받은 사람 중 90%는 '본태성 고혈압'으로 진단되며 그 원인은 아직 잘 알려져 있지 않습니다. 유전적 요인도 있다고 생각되며, 따라서 나이가 들면서 고혈압 상태가 되는 경우가 많습니다.

혈압을 정확히 측정하여 몸 상태를 파악하는 것부터

보통 고혈압에는 저염식단이 효과적이라고 알려져 있습니다. 가급적 국물, 장, 젓갈 및 소금에 절인 채소류 섭취를 줄이는 것이 좋습니다.

고혈압 관리의 시작은 자신의 혈압을 바로 아는 것입니다. 가정에서 혈압을 정기적으로 측정하여 파악해 두는 것이 중요합니다.

가정에서 혈압을 측정해야 하는 사람

(건강검진에서 고혈압 진단을 받은 사람)

혈압(수축기 혈압)이 140~160 mmHg일 경우, 혈압약으로 바로 치료를 하지는 않습니다. 그러나 가정에서 정기적으로 측정하는 혈압 수치는 중요한 정보원이 됩니다.

(고혈압 가족력이 있는 사람)

고혈압은 유전적인 요인도 커서 부모님 중 어느 쪽이든, 혹은 양쪽 모두 고혈압이 있다면, 50세 무렵부터 고혈압이 나타날 가능성이 있으므로 평소 혈압관리에 주의해야 합니다.

(뇌·심장 질환 치료 중이거나 기왕력이 있는 사람)

뇌경색이나 뇌출혈 또는 심근경색이나 협심증 등을 진단받은 적이 있는 사람은 하루 두 번, 아침, 저녁으로 정해진 시간에 가정에서 혈압을 재고, 기록하면 치료에 도움이 됩니다.

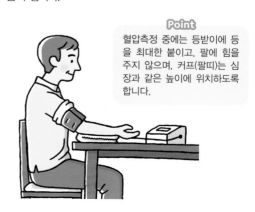

Point
혈압측정 중에는 등받이에 등을 최대한 붙이고, 팔에 힘을 주지 않으며, 커프(팔띠)는 심장과 같은 높이에 위치하도록 합니다.

비만

운동부족이나 과식으로 생기는 비만은 생활습관병의 원인이 되고
치매로 이어지기도 합니다.

비만은 치매의 시작이 되기 쉽습니다

비만이 좋지 않은 것은 겉보기 문제만은 아닙니다. 비만은 생활습관병과도 관계가 깊고, 지금까지 전해드린 치매에 걸리기 쉬운 요인들과도 겹치기 때문입니다.

비만은 식사에서 섭취한 에너지를 지방으로 모아 놓은 상태입니다. 간에서는 지방간이 되고, 내장 주변에 지방이 쌓이면 내장지방형 비만이 되는 등, 중성지방이 너무 증가하면 몸에 여러 가지 악영향을 미칩니다.

이 경우, 피하지방형 비만과 달리 이상지질혈증이나 고혈압으로 이어질 가능성도 큽니다.

또한 중성지방이 증가하면 동맥경화를 일으키기 쉬워져 뇌출혈이나 뇌경색의 위험이 높아집니다. 즉, 혈관성 치매 위험도 높아지는 것이나 다름없습니다.

비만을 해소하는 것이
치매 예방에도 효과적입니다

이는 중성지방이 적을수록 좋다는 뜻이 아니라, "적정한 양을 유지하는 것"이 중요하다는 뜻입니다. 몸의 비만 상태는 'BMI (비만지수)'라는 수치로 정도를 측정할 수 있습니다. 30 이상은 과체중, 18.5 이하는 저체중으로 판단되며, 너무 말라도 치매의 위험이 높습니다.

대부분의 경우, 비만은 섭취 칼로리가 소비 칼로리를 초과함으로써 발생합니다. BMI가 30을 초과하고 있는 경우에는 "생활의 개선"이 필요합니다. 식사 시에는 채소와 해조류, 어패류와 콩 식품을 적극적으로 섭취하고, 저녁식사의 경우 섭취 칼로리가 너무 증가하지 않도록 해야 합니다.

소비 칼로리를 늘리기 위해 하루 10~15분 정도의 걷기나 가벼운 조깅 등을 추천합니다.

30 이상은 비만!
비만지수(BMI) 계산법

$$BMI = 체중(kg) ÷ (키(m))^2$$

(예) 키 160cm이고 65kg일 경우

$$65\,(kg) ÷ (1.6\,(m))^2 = 25.4 \cdots BMI$$

BMI의 변환표

키	BMI 18.5	BMI 30
150 cm	41.6 kg	67.5 kg
155 cm	44.4 kg	72.1 kg
160 cm	47.4 kg	76.8 kg
165 cm	50.4 kg	81.7 kg
170 cm	53.5 kg	86.7 kg
175 cm	56.7 kg	91.9 kg
180 cm	59.9 kg	97.2 kg

치매에 걸리기 쉬운 사람의 특징 ⑥

구호흡

구호흡은 치매 발병으로 이어지는 전두엽의 기능저하를 비롯한
여러 가지 악영향을 미칩니다. 의식적으로 코 호흡을 하도록 유념합시다.

구호흡은 전두엽의 기능저하를 가져옵니다

호흡은 본래, 코로 하는 것입니다. 코는 공기 중의 이물질이 직접 들어가지 않도록 하는 필터 역할을 하며, 온도 조절을 포함해 호흡을 원활하게 하는 구조를 갖추고 있습니다.

구호흡은 보조적이지만, 코가 막히거나 스트레스나 피로로 인한 구호흡이 계속되어 그것이 습관화되어 있는 사람을 많이 볼 수 있습니다. 이러한 구호흡은 뇌에도 좋지 않은 영향을 끼친다고 알려져 있습니다.

한 연구에 따르면 "구호흡이 전두엽의 휴식을 방해하여 많은 산소를 소비하게 한다"는 것이 확인되었습니다. 전두엽은 논리적 사고와 창조성, 동작과 행동을 관장하는 부분으로, 전두엽의 기능이 저하되면 치매의 핵심 증상이 발생합니다.

또한, 구호흡을 통해 만성적인 피로가 계속되면, 의욕이 떨어지거나 주의력이 산만해질 수 있습니다. 고령자의 경우 인지기능 저하로 이어질 것이 분명합니다.

구호흡의 단점에는 이 밖에도, '혀 근육이 약해져 얼굴 처짐과 몸의 뒤틀림 유발', '잠자기가 힘들어져서 수면의 질이 나빠짐' 등이 있습니다. 또 구호흡이 계속되면, 필연적으로 입안이 건조해집니다. 구강 안은 끊임없이 타액으로 씻겨 내려가고 있지만, 구호흡을 할 경우 그것이 불가능해지기 때문에 세균 등의 이물질이 침입하거나, 감기 등의 질병에 걸리기 쉬워집니다.

습관이 되면 스스로 알아채기 어렵습니다. 자다가 코를 골거나, 잠에서 깼을 때 입이 바짝 말라 있을 경우에는 구호흡을 하고 있을 가능성이 높기 때문에 주의해야 합니다.

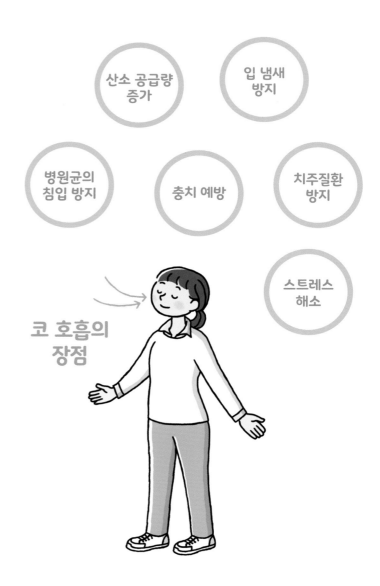

산소 공급량 증가

입 냄새 방지

병원균의 침입 방지

충치 예방

치주질환 방지

스트레스 해소

코 호흡의 장점

편도체에 좋은 자극을 주는 것이 중요!
치매를 막는 뇌의 활용법

단순 기억에 비해
감정 기억은 오래 남습니다

우리가 무언가를 기억할 때는 먼저 뇌의 '해마'에 새겨지고, 중요한 기억들은 그곳에서 대뇌피질로 옮겨져 보관된다고 합니다. 해마의 기능이 떨어지면 인지기능도 떨어지는데, 치매에 걸린 사람이 얼마 전 일은 잊어버려도, 옛날 일은 잘 기억하고 있는 것 역시 이 구조와 관련이 있습니다.

해마의 끝에는 편도체라는 작은 부분이 있어 좋음과 싫음, 유쾌함과 불쾌함 등의 감정을 조절하고 있습니다. "맛있었어요", "즐거웠어요" 등 감정을 통해 얻은 기분 좋은 기억은 편도체를 경유하여 '감정 기억'이 됩니다.

치매가 진행되어 해마에 위축이 일어날 때는 편도체도 마찬가지로 위축이 일어납니다. 그러나, 편도체를 경유한 감정 기억은 해마에서만 기억된 단순기억보다 오래 지속되기 때문에 옛날의 즐거웠던 기억만 남게 되는 것입니다.

같은 일을 반복하는 것은 일시적으로 기억되었다가 곧 잊어버릴 가능성이 높지만, 편도체를 경유해서 "강하게 마음을 움직였던 기억은 오래 남는다"는 것입니다.

이 사실은 지금까지 그다지 주목받지 않았지만, 최근에는 "편도체를 자극하는 것이 치매 예방에 있어서 하나의 열쇠가 된다"라고 여겨지고 있습니다.

치매와 깊은 관련이 있는
해마와 편도체

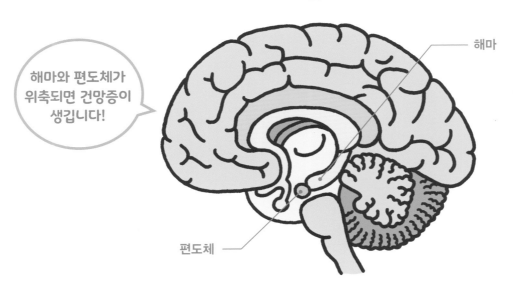

해마와 편도체가
위축되면 건망증이
생깁니다!

해마

편도체

편도체는 뇌의 대뇌변연계 안쪽 깊숙이 있는 약 1.5 cm의 부분입니다. 편도체를 통과하는 기억을 '감정 기억'이라고 부르며, 좋음과 싫음, 유쾌함과 불쾌함 등의 감정을 동반하여 기억이 오래 남습니다.

편도체의 주요 작용

하는 일 **1**

유쾌함과 불쾌함을 순간적으로 판단합니다

편도체는 어떤 상황이 닥쳤을 때, 그 상황이 편안한지 아닌지, 혹은 유쾌한지 불쾌한지 같은 감정들을 조절하는 역할을 합니다. 원래는 자신의 적인지 아군인지를 순간적으로 판단하는 센서로서, 이는 생존과 관련된 중요한 작용이었다고 생각됩니다. 감정을 동반하는 기억은 오래 남는 경향이 있기 때문에 감정을 통해 "편안함"을 느낄 기회를 늘리는 것은 치매 예방으로까지 이어질 수 있습니다.

하는 일 **2**

무엇인가를 끝까지 해냅니다

일정한 행동을 오랫동안 계속해서 해낼 때에도 편도체는 중요한 역할을 합니다. 일을 하든 취미활동을 하든 시간이 걸리는 작업을 할 때, '이 일을 달성하면 좋은 일이 있을 거야'라고 생각하면 귀찮은 작업이라도 끝까지 해낼 수 있을 것입니다. 이렇듯 '좋은 결과'를 상상하고 기대하는 원동력을 갖는 것만으로도 편도체를 자극하여 기억이 오래 남을 수 있게끔 합니다.

> 편도체를 자극하는 "칫솔질"은 최고의 치매 예방법입니다!

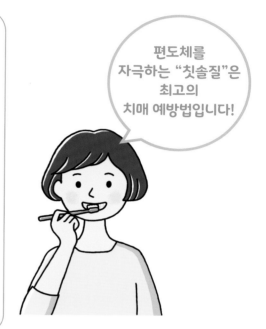

"기분 좋음"을 맛보며 뇌에 좋은 자극을 줍니다

감정 기억이라고 해도 싫은 일, 충격적인 일은 정신적인 스트레스가 되어 부담을 주게 될 수도 있습니다. 긍정적인 방향으로 치매를 예방한다는 의미에서 보자면, 기분 좋은 감정을 더 많이 느끼면 편도체를 통해 뇌에 좋은 자극을 주게 됩니다.

편도체는 원래 자신의 적인지 아군인지 판별하는 센서의 역할을 해왔습니다. 원시시대 정글 등지에서 살았던 우리네 조상들은 생존을 위협하는 것과 안전하고 바람직한 것을 순식간에 판단하는 능력을 지녔었습니다. 그것은 딱딱한 뿔이나 날카로운 송곳니를 가지지 않은 인간이 살아남기 위한 중요한 기능이었습니다.

그런 뛰어나고 인간다운 기능을 조금씩 잃게 되는 것이 치매입니다.

몸을 움직이지 않으면 근육이 쇠약해지듯이, 뇌도 사용하지 않게 되면 쇠퇴해버리는 성질(=폐용성)이 있습니다. 편도체는 기쁨을 느껴야 활성화되는 아주 인간적인 부분입니다. 이성異姓에게 끌릴 때 본능적으로 작용하는 것도 편도체입니다. 사람을 좋아하게 되는 순간은 이성理性이 아니라, 나 자신도 의식하지 못한 사이에 순간적으로 그런 판단을 내리고 있는 것입니다.

편도체 자극은 건강한 삶의 원동력이 됩니다

언뜻 곤란하고 힘든 일이라도 좋은 결과를 기대하면서 설렘을 갖고 해내려고 할 때 그 원동력이 되는 것도 편도체입니다. 뇌는 바람직한 자극을 계속 느끼면서 나이를 먹어도 생기 있게 힘을 발휘할 수 있도록 하는 성질을 지니고 있습니다.

편도체를 통해 좋은 자극을 뇌에 계속 주는 것이 치매 예방에도 큰 도움이 될 것입니다.

올바른 진단으로 정확히 치료하자!

치매로 오해하기 쉬운 질환

치매와 증상은 비슷하지만 개선할 수 있는 질환이 있습니다

치매는 신경세포의 감소로 인지기능을 비롯한 뇌의 기능 저하가 일어나는 질환입니다. 그러나 다른 원인으로 인지력 저하가 일어나고 있음에도 불구하고, 영향을 미치는 부위가 같기 때문에 치매와 비슷한 증상을 나타내는 질환도 있습니다.

현재 치매를 근본적으로 치료할 수 있는 특효약은 발견되지 않았습니다. 하지만 이러한 질환의 경우, 원인에 대하여 적절하게 대처할 수 있으면 증상이 개선될 수도 있습니다.

치매는 본인도, 가족도 인정하고 싶지 않은 병이기에, 진찰에 거부감을 느끼는 경우도 있습니다. 하지만 치유할 수 있는 질환인 경우도 있기 때문에 조기에 의사와 상담하는 것이 중요합니다.

치매로 오해할 수 있는 대표적 질환

만성 경막하혈종

'나을 수 있는 치매'라고 할 수 있는 대표적인 질환이 '만성 경막하혈종'입니다. 넘어지거나 가구 등에 머리를 부딪히거나 하는 충격으로 인해 두개골 아래의 경막과 뇌 사이에 조금씩 핏덩어리(혈종)가 생겨, 충격 후 4주 정도 지났을 무렵부터 건망증, 의욕 저하, 보행장애, 배뇨장애 등 치매와 비슷한 증상이 나타납니다. 노인의 경우 머리를 다친 것을 잊어버릴 수도 있기 때문에 주의가 필요합니다. CT나 MRI와 같은 영상진단을 하면 혈종을 확인할 수 있습니다.

치료법

일반적으로 외과 수술을 통해 튜브를 삽입하여 뇌를 압박하고 있는 혈종을 제거합니다. 혈종의 크기나 환자의 몸 상태에 따라 내시경을 사용하거나 약물요법 등 내과적 치료를 선택할 수도 있습니다.

뇌실에 물이 차는 병

정상뇌압수두증

뇌 속의 지주막하강subarachnoid space이라고 불리는 부분에 뇌척수액이 채워져 있습니다. 수두증이란 이 뇌척수액의 흐름이 나빠져 내부에 쌓여 뇌실cerebral ventricles이 확대되는 질환입니다. 이 상태가 되어도 뇌척수액의 압력을 나타내는 뇌압에 영향을 주지 않는 경우가 있는데, 이를 '정상뇌압수두증'이라고 합니다. 나이가 들거나 부상 등에 의해 발생하기도 하고, 이외에 원인을 모르는 경우도 있습니다. 증상에는 보행이 조금씩 줄어들거나 스치듯 넘어지기 쉬운 보행장애나 인지장애, 요실금 등이 있습니다.

치료법

보통 '션트shunt술'이라는 수술을 합니다. 뇌실 부분에 가는 다란 카테터catheter를 넣고 목이나 흉부, 복부를 경유하여 복막의 정맥에서 체내로 흡수시키거나 직접 정맥으로 인도하여 뇌척수액이 적절히 순환할 수 있게 되면 증상이 개선됩니다.

호르몬 보충으로 증상 개선

갑상선기능저하증

갑상선 호르몬은 전신의 대사에 관여하고 활동성을 유지하는 호르몬입니다. 갑상선의 만성적인 염증 등으로 갑상선 호르몬이 분비되지 않게 되어 활동성이 저하되면 부종이나 권태감, 기억력이나 계산력 저하 등 치매와 비슷한 증상이 발생합니다. 일반적인 내과 진료에서 바로 갑상선 호르몬 검사를 하는 것은 아닙니다. 그러나 치매 전문 외래에서는 반드시 혈액검사를 실시하여 알아보기 때문에 치매와 구별할 수 있습니다. 초음파 검사를 통해 갑상선의 상태를 확인할 수도 있습니다.

치료법

갑상선 호르몬의 저하가 계속되면 치매와 비슷한 증상뿐만 아니라 심장 및 간 기능저하로도 이어지기 때문에 갑상선 호르몬을 약물요법으로 보충하는 치료를 실시합니다. 상태를 보면서 계속 복용을 하게 되면 증상이 개선됩니다.

기력이 떨어져 보인다면

우울증

고령자의 우울증은 '노인성 우울증'이라고 불리며, 증상에서 치매와의 공통점이 많습니다. 때로는 함께 발병하는 경우도 있기에 구분하는 것이 어려운 질병입니다. 가족과의 사별 등 특정한 정신적 충격이 발단이 되기도 하며, 뇌혈관 장애로 인해 혈관성 우울증에 걸리거나, 복용하고 있는 약물의 영향으로 우울 상태에 빠질 수도 있습니다. 특징적인 것은 기분의 침체가 보이는 것으로 건망증에 대한 자각이 있으며, 하루 중에도 증상에 변동이 나타날 수 있다는 것이 우울증의 특성입니다.

치료법

우울증 치료로는 정신요법이나 항우울제 등의 약물요법, 생활환경 개선 등을 실시합니다. 증상이 개선되면 스트레스가 없는 범위에서 주위 사람들과 교류를 하여 적당한 운동과 균형 잡힌 식사를 하도록 합니다.

심박수의 감소가 원인인 경우

서맥

부정맥의 일종으로 심박수가 감소한 상태를 가리킵니다. 정상적인 맥박은 성인 기준 분당 60~100회이지만 60회 미만이 되면 '서맥'으로 진단됩니다. 뇌기능을 유지하기 위해 필요한 혈액을 얻을 수 없게 되므로 현기증이나 휘청거림, 실신 등의 의식장애가 일어나 치매와 비슷한 증상이 나타날 수 있습니다. 원인은 노화나 자율신경 혼란 등이 있고, 이외에도 심근경색, 심근염 등 심장질환이 있습니다. 치매 전문 외래에서는 반드시 심박수를 측정하여 서맥이 일어나지 않았는지 확인합니다.

치료법

무증상인 경우 경과를 관찰하고, 가벼운 증상이 있는 경우는 담당 의사와 상의하여 맥박을 늦출 수 있는 약제를 중단하거나 감량합니다. 어지럼증이 있거나 실신 등이 발생하는 심한 서맥의 경우는 심장박동기 삽입을 고려해야 합니다.

복용 중지 & 변경으로 개선

약의 부작용

치매약 이외의 약제의 부작용에 의해 서맥을 일으키거나 치매와 비슷한 증상이 나타날 수 있습니다. 여러 가지 약제를 복용하고 있거나 약물의 영향이 의심되는 경우에는 재검토를 포함하여 담당 의사와 상담합니다.

감기약
종합 감기약에는 졸음을 유발하는 성분이 들어있기 때문에, 노인의 경우에는 의식 저하나 혼란, 지남력장애 등의 섬망 증상을 일으킬 수 있습니다.

수면제
작용 시간이 긴 수면제를 복용하면, 밤에 먹은 약의 효과가 낮까지 남아있을 수 있습니다. 작용 시간이 짧은 것으로 변경하면 증상이 개선될 수도 있습니다.

메스꺼움 방지약
위에 메스꺼움을 느끼는 등의 경우에 구역감을 멈추게 하는 약을 처방 받습니다. 이로 인해 위의 활동성이 떨어지는 것 같으면 장기 복용을 재검토할 필요도 있습니다.

치매 치료에 구강관리를 도입하다

토키 내과 클리닉

하세가와 요시야 선생님이 이사장으로 있는 '토키 내과 클리닉'에는
왜 치과용 유니트 체어가 있나요? 치매 치료에 구강관리가 도입된 이유는 무엇입니까?

한 달에 1,000명 정도의 치매환자가 방문하는 '토키 내과 클리닉'. 하세가와 선생님은 환자의 가족들과 이야기를 하는 가운데, "칫솔질이 싫어서 입을 안 벌려요.", "틀니를 관리할 수 없어서 몇 년 동안 틀니를 빼지 못했어요." 등의 사연을 들었다고 합니다. "실제로 치매 환자의 입안은 놀라울 정도로 관리가 안 되어 있습니다. 본래 치과에서 스케일링을 받는 것이 좋겠지만, 고령의 치매 환자는 내과 외에도 다양한 의료기관을 다니는 경우가 많아 이동하는 것만으로도 힘듭니다. 그렇다면 비어 있는 병실에 치과용 유니트 체어를 두고, 치과위생사를 초빙하여 구강관리를 부탁하는 것은 어떨까 하는 생각이 들었습니다." (하세가와 선생님). 이러한 조치가 효과를 나타내어 구강관리로 치매 증상이 개선되는 환자가 늘고 있다고 합니다.

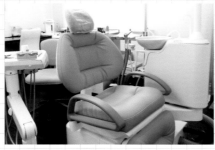

토키 내과 클리닉에 설치되어 있는 치과용 유니트 체어입니다. 치매 검사 후에 치아의 개수나 구강 환경을 체크합니다.

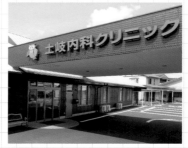

토키 내과 클리닉
https://brain-gr.com/tokinaika_clinic

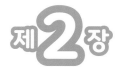

제**2**장

치매 명의가 알려드립니다!
늙지 않는 두뇌 습관

치매에 걸리지 않는 뇌를 만들기 위해서는?
뇌의 능력을 효율적 & 비약적으로 상승시켜주는 자가관리 방법에 대해 자세히 소개합니다.

치주병균을 줄이면 치매를 막을 수 있다

뇌를 젊어지도록 하는 3단계 구강관리

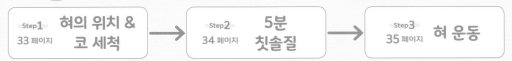

레벨 1 칫솔질이 **1일 1회 이하**인 사람들을 위한 **기본 관리** 마스터하기

| Step1 33 페이지 **혀의 위치 & 코 세척** | → | Step2 34 페이지 **5분 칫솔질** | → | Step3 35 페이지 **혀 운동** |

칫솔질을 하는 빈도가 1일 1회 이하인 사람은 우선 뇌의 노화를 막는 데 효과가 있는 3단계 기본 관리를 꼼꼼하게 시행합니다. 칫솔질을 조금이라도 더 해야겠다는 마음으로 '5분 칫솔질'을 습관화하는 것이 중요합니다.

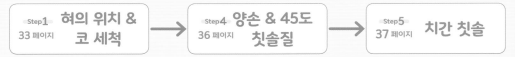

레벨 2 칫솔질이 **1일 2회**인 사람들을 위한 **치주질환 관리** 마스터하기

| Step1 33 페이지 **혀의 위치 & 코 세척** | → | Step4 36 페이지 **양손 & 45도 칫솔질** | → | Step5 37 페이지 **치간 칫솔** |

'아침'과 '취침 전'으로 1일 2회 칫솔질이 습관화되어 있는 사람은 치주병균을 줄이기 위한 칫솔질 기법을 익힙니다. 단지 닦기만 하는 "무의식 칫솔질"이 아니고, "치태를 확실히 없앤다"는 것을 의식하면서 칫솔질하는 것이 중요합니다.

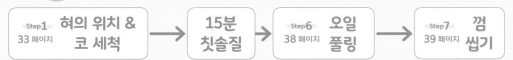

레벨 3 칫솔질이 **1일 3회**인 사람들을 위한 **스페셜 케어** 마스터하기

| Step1 33 페이지 **혀의 위치 & 코 세척** | → | **15분 칫솔질** | → | Step6 38 페이지 **오일 풀링** | → | Step7 39 페이지 **껌 씹기** |

이미 1일 3회의 칫솔질에 습관화가 되어있는 사람은 한층 더 편안함을 추구하는 스페셜 케어에 도전합니다. 칫솔질은 '[Step2] 5분 칫솔질'을 철저히 하고, 3회 중 1회는 '15분 칫솔질(5분 칫솔질 3세트)'을 실천하여 치주질환을 예방하도록 합시다.

나에게 맞는 구강관리를 매일 하자

치아가 없어지는 원인이 되는 '치주병균'이 치매의 위험을 높인다는 것은 앞서 기술한 바 있습니다(18 페이지). 그 치주병균을 줄이기 위해서는 '구강관리'가 필수적입니다.

단, 현재 여러분이 하고 있는 구강관리 수준(칫솔질 횟수)에 따라 완성하고자 하는 구강관리도 달라집니다. 또한 구강관리는 지속적으로 하지 않으면 효과가 없습니다. 중요한 것은 '포인트를 잡아 매일 계속하는 것'입니다. 다음 페이지부터는 각각의 방법을 구체적으로 소개합니다. 뇌를 건강하게 유지하기 위해 입속 건강도 지켜 나갑시다.

Step **1**

구강 내 세균을 늘리지 않는
혀의 위치 & 코 세척

구호흡이 아닌 코 호흡을 하는 것이 구강 내의 세균을 늘리지 않는 요령입니다.
그러기 위해서는 혀의 올바른 위치를 알고, 코로 숨을 잘 쉬는 것이 중요합니다.

올바른 혀의 위치

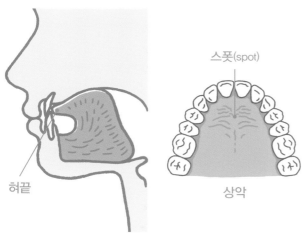

스폿(spot)

혀끝

상악

올바른 혀 위치란 입을 가볍게 다물었을 때, 혀끝이 입천장 한가운데에 있는 '스폿^{spot}'이라고 하는 얕은 함몰 부위에 푹 들어가 있는 상태입니다.

코 세척

1 컵에 500 ml의 0.9% 식염수를 만들고 빨대를 꽂습니다.

2 한쪽 콧구멍을 손가락으로 누르면서, 반대쪽 콧구멍으로 빨대를 이용하여 식염수를 들이마십니다.
식염수를 삼키지 않도록 주의합니다.

3 코에서 빨대를 빼고 들이마신 콧구멍에서 식염수를 빼냅니다. 반대쪽도 똑같이 합니다.

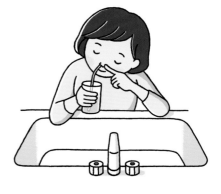

0.9% 식염수 만드는 법
미지근한 물 1 L에 9 g의 소금을 넣고 녹입니다(물 500 ml에는 소금 4.5 g, 물 2 L에는 소금 18 g).

코 호흡을 촉진하는 생활습관이 치매 위험을 낮춥니다

치주병균이 늘지 않도록 하는 구강관리를 시작하기 전에, 먼저 자신의 '혀 위치'를 확인해 봅시다.

혀의 위치가 바르지 않으면 코 호흡을 하기가 힘들어져서 구호흡이 유발됩니다. 그러면 입안이 건조해져서 치주병균이나 충치균이 증식하기 쉬워지며, 이것들은 뇌의 노화를 빠르게 하는 원인이 됩니다. 혀를 제자리에 두기만 해도 코 호흡이 촉진되어 구강 내를 청결하게 유지하기가 쉽습니다. 또한, 구호흡보다 코 호흡을 통해 뇌에 도달하는 산소량이 더 많다는 장점도 있습니다.

요즘 꽃가루 알레르기 등으로 인해 일 년 내내 코가 막힌다는 사람도 적지 않습니다. 코가 막히면 코 호흡도 할 수 없기 때문에 이런 사람들은 특히 '코 세척'을 통해 관리를 하는 것이 중요합니다.

3분으로는 치태가 제거되지 않는다
5분 칫솔질

치주병균의 원인이 되는 치태를 제거하려면 10~15분의 칫솔질이 필요합니다.
우선 한 번 칫솔질할 때 5분 동안 계속할 수 있도록 습관화해 나가도록 합시다.

칫솔질 포인트

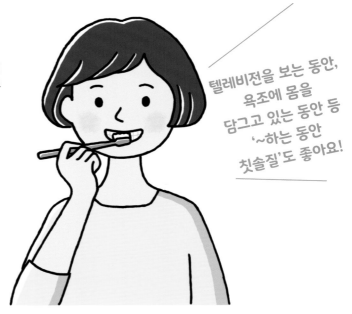

텔레비전을 보는 동안,
욕조에 몸을
담그고 있는 동안 등
'~하는 동안
칫솔질'도 좋아요!

Point 1 치아 한 개를 20~30회 닦는다

치아의 오염 원인인 치태를 잘 제거하려면, 1개 치아를 20~30회씩 닦아야 합니다. 전동 칫솔의 경우도 치아 1개씩 제대로 닦도록 합시다.

Point 2 움직이는 폭은 5~10 mm 정도

칫솔은 쓱쓱 크게 움직여서 닦는 것이 아니라, 조금씩 움직여서 치아 1개씩 닦아야 합니다. 칫솔의 움직이는 폭은 약 5~10 mm 정도로 하는 것이 좋습니다.

Point 3 하루 한 번은 정성껏 닦는다

칫솔질 한 번에 걸리는 시간이 5분 이하일 경우 치아가 제대로 닦이지 않습니다. 하루에 한 번은 5분 이상의 시간을 들여서 철저하게 치태를 제거하는 것이 필요합니다. 하루에 한 번만 닦는다면 취침 전을 추천합니다.

치태 제거를 위해서는 철저한 칫솔질이 필요합니다

여러분은 칫솔질을 하는 데 어느 정도의 시간을 들이시나요? 한 설문조사에 따르면, 사람들은 하루에 약 2번 정도, 1회당 약 1~3분 정도 칫솔질을 한다는 결과가 나왔습니다. 그러나 안타깝게도 하루에 3번 이를 닦는다 해도 한 번의 칫솔질이 1~3분이면 치아에 묻은 치태를 제거할 수 없습니다.

치주병균이나 구강 내 세균 덩어리인 치태를 제거하려면 하루에 한 번은 '5분 칫솔질'을 실천해야 합니다. 영구치가 모두 갖추어져 있는 사람은 모두 28개의 치아가 있는데, 위와 같이 닦는다면 10~15분 이상의 시간이 걸릴 것입니다.

단, 처음부터 오랜 시간을 들이기 부담스러운 사람은 우선 '5분 동안', 그리고 목욕을 하면서 등 '~하는 동안 칫솔질'부터 시작해보도록 합시다.

Step 3

타액을 대량으로 분비하는
혀 운동

구강 내를 청결하게 유지하기 위해서는 '혀 돌리기(혀 운동)'를 통한 타액 분비가 효과적입니다.
1일 칫솔질 횟수가 적은 사람일수록 혀 운동을 하는 것이 좋습니다.

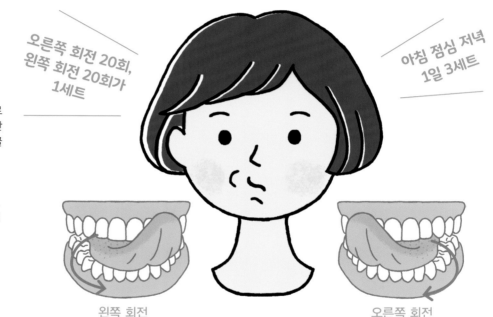

오른쪽 회전 20회,
왼쪽 회전 20회가
1세트

아침 점심 저녁
1일 3세트

1 입을 다문 채 혀끝으로 치아 바깥쪽과 입술 안쪽 사이를 크게 빙글빙글 한 바퀴 돌아줍니다.

2 반대쪽도 똑같이 합니다. 좌우 각각 20회씩 시행합니다.

왼쪽 회전

오른쪽 회전

식후에는 '혀 운동'으로 음식물 찌꺼기 제거

식후 구강 내에 남겨진 음식 찌꺼기는 치태의 원인이 됩니다. 하루 한 번 밖에 칫솔질을 하지 않는 사람의 대부분은 입안에 장시간 음식 찌꺼기가 남아있게 됩니다. 음식 찌꺼기는 구강 내 세균의 먹이가 되기 때문에, 가능하면 음식 찌꺼기를 줄일 필요가 있습니다.

그것을 위해서 실천해야 하는 것이 '혀 운동'입니다. 혀를 크게 움직임으로써 강력한 정화액인 타액(침)의 분비를 촉진합니다. 타액에는 '세척', '살균', '치아와 점막의 보호', '식후 구강 내를 산성에서 중성으로 바꿔주는 중화작용', '식후 산성화된 구강 내에서 치아 에나멜(법랑질)의 재석회화(수복)'와 같은 작용이 있습니다. 그렇기 때문에 타액 분비량이 적은 사람의 경우 구강 내 세균의 증식 속도가 빠르다고 할 수 있습니다. 칫솔질 횟수가 적은 사람일수록 식후 '혀 운동'을 철저히 해야 합니다.

치태를 확실히 제거하는
양손 & 45도 칫솔질

매일 칫솔질을 해도 잇몸 질환에 걸리지 않는 것은 아닙니다.
확실히 치태를 제거하기 위한 방법을 몸에 익히는 것이 중요합니다.

양손 칫솔질

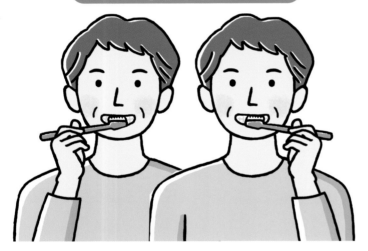

일단 자주 쓰는 손으로 칫솔을 잡고 모든 이를 닦습니다. 그러고 나서 다른 한 손으로 칫솔을 잡고 다시 모든 이를 닦아줍니다. 적당한 자극은 뇌훈련도 되니 일석이조의 효과를 볼 수 있습니다.

45도 칫솔질

Point
칫솔을 대는 각도는
비스듬히 45도

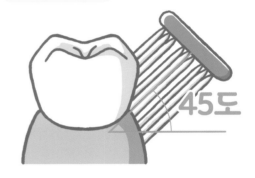

칫솔모를 치아와 잇몸의 경계선으로 향하게 하여 45도 각도로 비스듬히 맞춥니다. 그렇게 하면 치주낭에 쌓여 있는 치태를 제대로 제거할 수 있습니다.

무의식적인 칫솔질은 그만! 양손 칫솔질을 해봅시다

매일매일 이를 잘 닦는데도 불구하고 치주질환을 앓는 사람이 있습니다. 그런 사람은 칫솔질을 할 때 '치아에 붙어있는 치태를 제거한다'라는 생각없이 '그저 손을 움직이고 있을 뿐'이며, 실제로도 치태를 제거할 수 없습니다.

치태를 깨끗하게 제거하려면 '양손 칫솔질'을 추천합니다. 칫솔질을 할 때 주로 쓰는 손과 반대 손을 모두 이용하여 닦으면 남김없이 잘 닦입니다. 평소에 안 쓰는 손으로 닦는 것이 어색할 수도 있지만, 그 어색함이 뇌에는 적당한 자극이 되어, 뇌훈련도 됩니다.

또한, 충치 예방을 위해서는 치아에 대해 수직으로 닦는 것이 권장되고 있습니다만, 치주낭에 쌓이기 쉬운 치태를 확실히 제거하기 위해서는 '45도 칫솔질'도 병행하는 것이 중요합니다.

Step **5**

치실보다 추천하는
치간 칫솔

칫솔만으로는 아무래도 미처 닦지 못한 부분이 있기 마련입니다.
치아와 치아 사이인 '치간'의 치태는 전용 칫솔을 이용하여 닦아내는 것이 좋습니다.

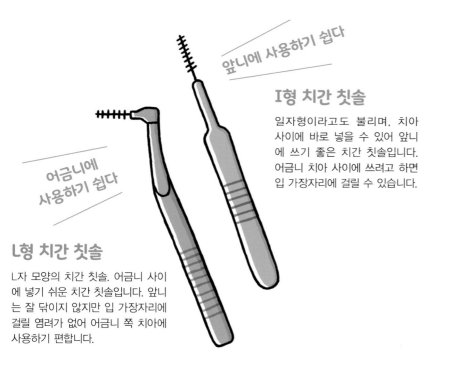

앞니에 사용하기 쉽다

I형 치간 칫솔

일자형이라고도 불리며, 치아 사이에 바로 넣을 수 있어 앞니에 쓰기 좋은 치간 칫솔입니다. 어금니 치아 사이에 쓰려고 하면 입 가장자리에 걸릴 수 있습니다.

어금니에 사용하기 쉽다

L형 치간 칫솔

L자 모양의 치간 칫솔. 어금니 사이에 넣기 쉬운 치간 칫솔입니다. 앞니는 잘 닦이지 않지만 입 가장자리에 걸릴 염려가 없어 어금니 쪽 치아에 사용하기 편합니다.

치간 칫솔 사용법

1 치아 사이에 치간 칫솔을 넣는다.

2 치간 칫솔을 2~3회 작게 오르내린다.

3 치간 바닥으로 치간 칫솔을 빙글빙글 회전시킨다.

4 치간 칫솔을 치아 사이에서 똑바로 빼낸다.

Point
치간 칫솔을 치아 사이의 바닥에서 회전시켜 치태를 붙들어 잡습니다.

칫솔질 마무리는 치간 칫솔로 깔끔하게!

「일본치과보존학회지」의 보고에 의하면 아무리 정성스럽게 칫솔질을 했다 하더라도, 치태의 60% 정도밖에 제거하지 못한다고 합니다. 치아와 치아 사이인 '치간'에 남아있는 치태는 칫솔질만으로는 제거할 수 없기 때문입니다.

치간에 박힌 치태의 제거에 편리한 것이 '치간 칫솔'입니다. 치간 칫솔과 비슷한 도구로 치실도 있지만, 치태 제거 효과는 치실보다도 치간 칫솔이 더 뛰어나기 때문에 치간 칫솔을 더 추천합니다.

치간 칫솔은 크게 I형과 L형의 2종류가 있으며, 각각 장단점이 있습니다(위 사진 참조). 또한 치간 칫솔의 구경은 0.5~2 mm까지 있으므로, 가는 것부터 시작해서 자기 치아에 맞는 것을 찾아봅시다. "칫솔질의 마무리는 치간 칫솔로!" 꼭 기억해주세요.

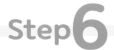
입안에서 맛보는 편안함
오일 풀링(Oil Pulling)

오일로 입을 헹구는 오일 풀링은 "입안에서의 편안함"을 느낄 수 있는 구강관리법입니다.
이렇게 기분 좋은 느낌을 주는 것이야 말로, 뇌를 활성화하는 중요한 포인트가 됩니다.

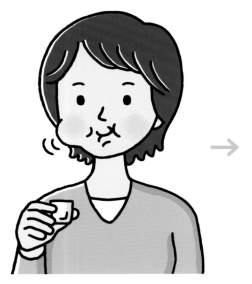

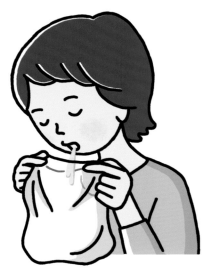

Point
자기 전과 기상 후에
오일 풀링하는 것을
추천합니다.

추천 오일
○ 올리브오일
○ 코코넛오일
○ 참기름(볶지 않은
   투명한 것)
○ 해바라기오일
○ 아마인 오일 등의
   식물성 오일

1 식물성 오일을 2/3~1 큰 스푼(10~15 ml) 정도 입에 머금고 입술을 꼭 다문 후, 15~20분 동안 가글을 해줍니다.
※ 초보자는 10분 정도

2 가글이 끝나면, 휴지나 비닐봉투에 오일을 뱉어 냅니다.
※ 가글 후의 오일에는 여러 세균이 포함 되어 있으므로 삼키지 마세요.

"편안함"이 곧 뇌의 활성화로 이어집니다

하세가와 선생님이 치매 전문의로서 수많은 환자들을 진료하며 깨달은 점은, 치매 예방에 있어서 "편안함을 실감하는 것이 중요하다"라는 것이었습니다. 사람이 아늑함을 느낄 때 받는 자극은 뇌를 활성화시킵니다.

이 편안함을 추구하기 위해서 추천하는 것이 '오일 풀링'입니다. 인도의 전통 의학인 아유르베다의 하나로, 'Oil (오일)=기름', 'Pulling (풀링)=끌어내다' 라는 뜻을 가지고 있습니다. 처음에는 오일의 끈적끈적한 느낌을 불쾌하게 느끼는 사람도 있지만, 횟수를 거듭하다 보면 오일의 끈적거림이 더 이상 신경 쓰이지 않게 됩니다. 그리고 무엇보다도, 칫솔질만으로는 얻을 수 없는 상쾌함을 맛볼 수 있습니다.

Step **7**

뇌의 혈류를 증가시키는
껌 씹기

뇌에 쌓인 아밀로이드β를 뇌에서 제거하기 위해서는 뇌의 혈류를 늘려야 합니다.
껌을 씹음으로써 저작 횟수를 늘리면 뇌의 혈류가 활발해집니다.

껌 씹는 포인트

Point 1 하루 3번, 5분 이상 씹기

타액이 치아를 재석회화시켜주는 효과를 보기 위해서는
매일 식사 후, 1회에 5분 이상 껌을 씹는 것이 좋습니다.
식사 후 1알을 기준으로 합니다.

Point 2 칫솔질도 꼭 할 것

껌을 씹는 것만으로는 치태를 제거할 수 없으므로, 반드시
칫솔질을 해야 합니다. 자기 전에 씹으면, 기상 후 입 냄새
예방에도 도움이 됩니다.

Point 3 한쪽으로만 씹지 말 것

껌을 씹을 때에는 한쪽으로만 씹지 말고 씹는 위치를 여러
번 바꿔줍시다. 한쪽으로만 껌을 씹게 되면 턱 근육 균형
이 깨져 얼굴이 삐뚤어지는 원인이 됩니다.

추천 껌 성분
○ 자일리톨   ○ CPP-ACP
○ POs-Ca   ○ 락토바실러스 루테리 유산균

껌은 충치 예방 효과가
높은 위의 성분이 들어간
것으로 선택하세요.

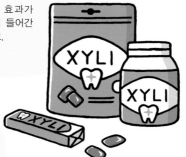

추천하지
않는 껌 성분
○ 당류   ○ 산성물

충치의 먹이가 되는 당류가 포함
된 것, 구연산이나 과즙이 들어가
산성인 껌은 추천하지 않습니다.
당류가 0 g인 껌을 선택하세요.

부족한 저작 횟수는 껌을 씹어서 보충합시다

알츠하이머 치매의 원인으로 알려져 있는 아밀로이드β는 시간이 지날수록 뇌에 쌓입니다(13 페이지). 뇌에 축적된 아밀로이드
β를 뇌에서 제거하기 위해서는 저작 횟수를 늘려 뇌의 혈류를 높여야 합니다(53 페이지).

요즘은 식생활의 변화에 따라 옛날에 비해 저작 횟수가 많이 줄어들었습니다. 이러한 저작 횟수의 감소 역시 치매를 유발하는
요인 중 하나라고 생각됩니다. 이렇듯 부족한 저작 횟수를 보충하기 위해서라도 '껌 씹기'를 추천합니다.

씹는 것은 '반사신경', '기억력', '판단력', '집중력'을 높이는 효과도 있습니다. 지속적으로 뇌에 자극을 주어 뇌에 쌓인 찌꺼기
를 청소하도록 합시다.

단, 껌을 씹는 행위를 좋게 생각하지 않는 사람도 있기 때문에, 상황에 맞춰 껌을 씹도록 합시다.

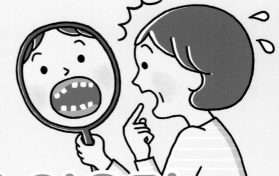

치매뿐만이
아니다!!

치주질환이 있으면
이런 병에도 위험하다!

고작 치주질환이라고 가볍게 생각하지 마세요. 치주질환이 정말로 무서운 것은
입안뿐만 아니라, 온몸에 영향을 미치는 여러 질병과 관련되어 있기 때문입니다.
사실 충치보다도 더 무서운 것이 '치주질환'이라고 할 수 있습니다.

잇몸 염증에서 나온 세균들이 전신으로

치아를 지탱하는 잇몸에 염증이 생기는 '치주염'은 치매 외에도 여러 가지 전신의 질병과 관련되어 있습니다.

치주질환의 원인은 칫솔질을 덜해서 남게 된 '치태'입니다. 이것은 세균 덩어리로, 시간이 지나면 '치석'이 됩니다.

여기에 이를 가는 버릇이나 잘 맞지 않는 치아보철물, 불규칙한 식사나 스트레스와 같은 생활습관 등의 위험 요인이 겹치면, 증상은 더욱 진행됩니다.

잇몸이 붓고 피가 날 정도가 되면, 혈액이나 타액을 통해 치주병균이 전신으로 퍼져, 때로는 생명을 위협할 정도로 심각한 질병을 불러일으키기도 합니다. 치주병균을 가볍게 여기는 것은 건강에 치명적이라고 해도 과언이 아닐 것입니다.

인슐린의 효과가
나빠져서 일어나는

당뇨병

잇몸에 염증이 생기면 치주병균이 혈관을 타고 전신으로 퍼지게 됩니다. 그 치주병균이 만들어내는 독소에 의해 생긴 염증물질(사이토카인)이, 혈당조절에 필수적인 인슐린 호르몬의 작용을 저해합니다. 이로 인해, 당뇨병의 발병이나 악화로 이어지는 원인이 되기도 합니다. 미국 국민건강영양조사에 따르면 치주질환자가 당뇨병에 걸리는 비율은 그렇지 않은 사람에 비해 2배 더 높다고 합니다. 당뇨병이 아닌 경우에도, 치주질환이 진행되면 그것만으로도 당뇨병의 발병 가능성을 높이는 원인이 될 수 있습니다.

뇌졸중

뇌의 혈관이 막히는 '뇌경색'과 혈관이 터지는 '뇌출혈' 등을 합쳐 '뇌졸중'이라고 합니다. 당뇨병의 경우와 마찬가지로 치주병균이 원인이 되어 생기는 염증물질의 영향으로 혈관 안쪽에서 염증이 일어납니다. 그로 인해 혈관벽이 두꺼워지게 되어 동맥경화로 이어집니다. 뇌졸중은 상황에 따라 몸에 마비 등의 후유증을 남길 수 있으며, 간병(돌봄)이 필요한 상태에 빠지는 원인이 됩니다. 일본 임상치주병학회에 따르면 치주질환자는 그렇지 않은 사람에 비해 뇌경색에 걸릴 위험이 2.8배 더 높다는 조사결과도 있습니다.

심근경색

뇌졸중과 마찬가지로 치주질환이 초래하는 염증물질에 의해 동맥경화가 일어나, 그것이 심장 주위의 관상동맥에 손상을 주게 되면, 심근경색이나 협심증으로 이어집니다. 또한 치주병균이 혈액을 타고 흘러들어가 심장판막 등에 부착되면 감염성 심내막염을 일으킬 수도 있습니다. 판막의 구조가 망가지면서 심부전에 이르게 되는 경우도 있습니다. 일본 치과위생사회에 의하면, 치주질환자는 심근경색을 포함한 심혈관질환의 발병 위험이 1.15~1.24배 더 높다고 발표하기도 했습니다.

흡인성 폐렴

흡인(사레)은 삼키는 힘이 저하되어, 마시거나 먹은 것이 식도가 아니라 잘못하여 기도로 들어가는 것을 말합니다. 특히 고령자에게 발생하기 쉽습니다. 평상시 입안의 타액을 삼킬 때, 치주병균이 포함된 타액을 잘못 삼켜 기도로 들어가게 되면 폐렴에 걸리기 쉬워집니다. 이것을 '흡인성 폐렴'이라고 합니다. 면역력이 저하된 노인들에게 폐렴은 매우 위험합니다. 긴 투병 생활 끝에 폐렴으로 사망하는 경우도 많으며, 이 때문에 폐렴은 노인 사망 원인의 많은 부분을 차지하고 있습니다.

구취

틀니가 구취의 원인이라고 생각하기 쉽지만, 사실 구취의 원인 중 80%는 치주 질환에 의한 것이라는 보고가 있습니다. 치주질환이 진행되면 '부패한 냄새'에 가까운, 비린내와 같은, 썩은 듯한 특유의 냄새가 나게 됩니다. 그 원인은 황화수소나 메틸머캅탄methyl mercaptan, 디메틸설파이드demethylsulfide 등의 휘발성 황화합물로, 혀 부착물인 설태나 치아와 잇몸 사이의 치주낭에 존재하는 세균이 만들어내는 것입니다. 특히 심한 것이 메틸머캅탄으로 냄새뿐만 아니라 강한 독성도 가지고 있으며 치주질환을 진행시킵니다.

늙지 않는 두뇌 습관

운동 & 뇌훈련 편

뇌로 가는 혈류를 늘리면 기억력이 되살아난다

뇌와 몸은 연결되어 있다 - 호문쿨루스의 그림 -

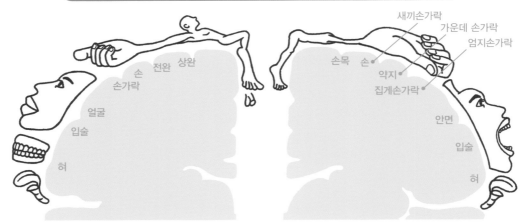

감각을 감지하는 "감각령"　　　　동작을 관장하는 "운동령"

뇌신경외과 의사 와일더 벤필드가 그린 그림입니다. 이 그림은 대뇌의 운동령과 감각령이 몸의 어느 부분을 담당하고 움직이는지를 나타냅니다. 이 그림을 통해 '손'이나 '손가락'을 움직임으로써 뇌에 자극을 줄 수 있다는 것을 알 수 있습니다.

운동으로 '치매'를 예방할 수 있습니다

운동은 뇌의 혈류를 증가시키는 최고의 명약!

치매 예방을 위해서 두뇌훈련을 하는 것은 중요합니다. 하지만 두뇌훈련만으로 뇌의 혈류가 좋아지는 것은 아닙니다.

치매의 예방을 위해 "손을 자주 움직이고, 운동을 하면 좋다"는 말을 들어보신 적 있나요? 실제로, 장인이나 피아니스트 등 '손끝을 자주 사용하는 사람'은 치매에 잘 걸리지 않는다고 알려져 있습니다.

위 그림은 '호문쿨루스의 그림'으로, 뇌 속에는 운동령과 감각령이 있으며, 몸의 어느 부분과 밀접하게 연결되어 있는지를 나타낸 것입니다. 뇌에서 다섯 손가락과 손이 차지하는 비중이 크다는 것을 알 수 있습니다. 즉, 손가락과 손을 움직이는 것은 뇌의 넓은 범위에 자극을 줄 수 있습니다.

치매의 요인 중 하나는 뇌의 혈류 부족입니다. 뇌의 혈류를 늘리기 위해서라도 손가락이나 손을 제대로 움직여 뇌를 직접 자극하도록 합시다.

또한, 뇌를 평생 쓸 수 있도록 유지하기 위해서는 '유산소 운동', '근육훈련', '스트레칭', '균형운동'도 중요합니다. 이러한 운동은 뇌에 미치는 영향 이외에 심장, 호흡기, 대사계, 혈관계에도 효과를 발휘하며, 이는 무병장수를 할 수 있는 몸을 만들기 위한 초석이 됩니다.

다음 페이지에서는 몸을 균형 있게 단련하는 운동에 대해 소개해 보겠습니다.

뇌와 몸을 동시에 쓰는
듀얼 태스킹 트레이닝 (이중과제 훈련, Dual Tasking Training)

뇌를 사용하면서 운동을 하는 것은 치매 치료 현장에 실제로 도입되어 있습니다.
뇌에 전달되는 적당한 자극이 혈류를 증가시켜 뇌의 기능 향상으로 이어집니다.

양손 가위바위보

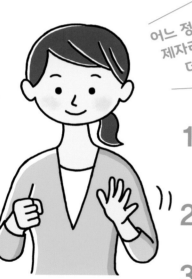

어느 정도 할 수 있게 된다면 제자리걸음을 하면서 하면 더욱 효과가 좋아요.

1 한 손으로 주먹, 다른 한 손으로 보자기를 냅니다. 그다음 주먹은 보자기로, 보자기는 주먹으로 바꿉니다. 이 동작을 번갈아 1분간 계속합니다.

2 한 손은 주먹, 다른 한 손은 가위로 바꾸고 똑같이 실시합니다.

3 한 손은 보자기, 다른 한 손은 가위로 바꿔서 똑같이 실시합니다.

100 빼기 7

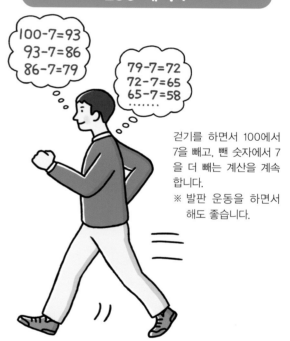

100-7=93
93-7=86
86-7=79

79-7=72
72-7=65
65-7=58
·······

걷기를 하면서 100에서 7을 빼고, 뺀 숫자에서 7을 더 빼는 계산을 계속합니다.
※ 발판 운동을 하면서 해도 좋습니다.

멀티 태스킹이 아닌 듀얼 태스킹으로 행동하자

치매나 MCI 치료현장에서 워킹 메모리(뇌의 전두엽 작용)를 향상시키는 방법으로 행해지고 있는 것이 '듀얼 태스킹 트레이닝(이중과제 훈련)'입니다.

'듀얼 태스킹'이란 두 가지 일을 동시에 수행하는 것입니다. 말하자면 '무언가를 하는 동시에 움직이는 것'입니다. 그중에서도, 머리를 사용하는 행위와 운동을 같이 실시하는 것이 가장 좋다고 할 수 있습니다. 듀얼 태스킹을 하면 뇌가 혼란을 일으킵니다. 그 혼란을 정리하려는 사고가 뇌(전두엽)에 적당한 자극이 되어 뇌의 혈류가 향상되고 치매 예방으로 이어지는 것입니다.

그렇다고는 해도 머리를 쓰면서 다른 것에 머리를 쓰는 '～하면서 공부', '～하면서 일'과 같은 '멀티 태스킹'은 워킹 메모리의 기능을 저하시킨다고 알려져 있습니다. 이는 또한 전두엽의 피폐로 이어지기 때문에 멀티 태스킹은 가능한 삼가도록 합시다.

데이터로도 증명된

엄지손가락 자극법

원숭이에서 인간으로 진화할 때 발달했다고 알려진 "엄지손가락을 사용한 동작"입니다.
손가락을 움직이는 것은 뇌를 활성화시키는 중요한 포인트입니다.

양손을 이용한 엄지손가락 자극으로 뇌 혈류 UP!

손가락과 손을 움직이는 것이 뇌를 활성화시키고, 혈류를 증가시켜 치매 예방에 도움이 된다는 것은 앞서 언급한 바와 같습니다. 하지만 무작정 움직이는 것은 의미가 없습니다. 하세가와 선생님이 연구를 거듭해 온 '엄지손가락 자극법'에는 실제로 증명된 데이터가 있습니다.

하세가와 선생님이 엄선한 세 가지 엄지손가락 자극법을 소개합니다. 엄지손가락 자극법에는 '치매 예방', '건강수명 연장', '기력과 기운 향상', '분노와 짜증의 안정화', '기억력 향상', '숙면 가능', '냉증의 해소', '일상생활의 운동기능 향상', '혈압의 안정'과 같은 효과가 있습니다.

엄지손가락은 인간이 하는 다양한 동작에 필요한 손가락입니다. 엄지손가락이 잘 움직이지 않으면 '들기', '묶기', '자르기', '쓰기', '돌리기'와 같은 동작이 잘 되지 않습니다. 엄지손가락을 움직여 뇌로 혈액을 잘 전달해 봅시다.

엄지손가락 구부리기 자극법

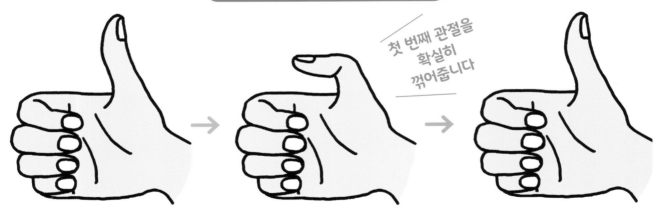

첫 번째 관절을 확실히 꺾어줍니다

1 의자에 등을 펴고 앉아 겨드랑이와 팔꿈치를 옆구리에 붙이고 작게 '앞으로 나란히' 포즈를 취합니다. 양손 모두 주먹을 쥔 채로 엄지손가락만 위로 뻗습니다.

2 숨을 내쉬면서 엄지손가락의 첫 마디만 구부릴 수 있을 만큼 천천히 구부려줍니다.

3 그 다음, 숨을 들이마시면서 천천히 엄지손가락을 위로 뻗습니다. 이것을 양손 동시에 10회 반복합니다.

엄지손가락 터치 자극법

한 손 씩 해도 OK

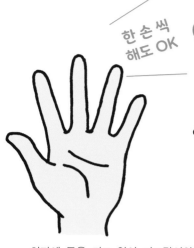

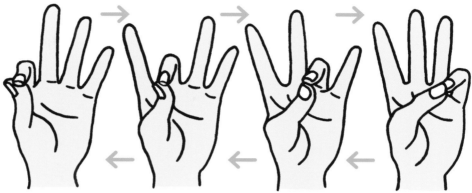

1 의자에 등을 펴고 앉아 겨드랑이와 팔꿈치를 옆구리에 붙여 양 손바닥을 정면을 향해 벌립니다.

2 엄지와 검지의 안쪽, 중지의 안쪽, 약지의 안쪽, 새끼손가락의 안쪽을 차례로 터치합니다. 새끼손가락까지 가면, 검지를 향해 되돌아갑니다. 이것을 양손 동시에 다섯 번 왕복합니다.

하나, 둘 자극법

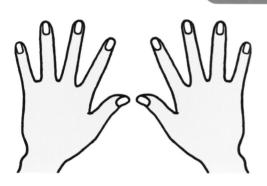

확실히 쥐세요

'하나'

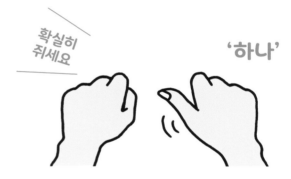

1 의자에 등을 펴고 앉아 겨드랑이와 팔꿈치를 옆구리에 붙이고 양 손바닥을 펴 정면으로 향하게 합니다.

2 '하나'를 외치고 양손 모두 주먹을 쥡니다. 이때, 오른손 엄지 손가락은 밖으로 빼고 왼손 엄지손가락은 안으로 넣어 꽉 쥡 니다.

'둘'

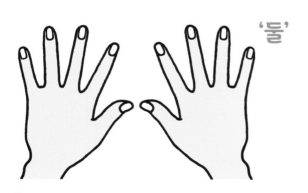

'하나'

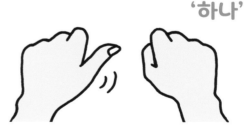

3 이어서 '둘' 하고 외친 뒤, 양손을 펼칩니다.

4 그 다음, '하나'라고 외친 뒤, 양손을 쥡니다. 이번에는 오른손 엄지손가락을 단단히 쥐고, 왼손 엄지손가락을 밖으로 내밀어 세웁니다(1세트). '하나, 둘, 하나, 둘' 하고 외치면서 10세트를 실시합니다.

격렬한 운동보다 오래 할 수 있는
한 발로 서기

근육 단련과 같은 격렬한 운동은 오래 계속하기 힘듭니다.
매일 계속할 수 있는 간단한 훈련으로 균형 감각을 유지해 봅시다.

한 발로 서기의 효과

효과 1 하체 근육 향상

하체 근력을 키우기 위해서 스쿼트 등의 운동을 하는 사람들도 있습니다. 하지만 그렇게 힘든 운동을 할 필요는 없습니다. 한쪽 다리로 서는 것만으로도 하체의 근육을 튼튼하게 단련하는 것이 가능합니다. 하체를 단련하면 쉽게 피로해지지 않으며, 넘어짐 예방에도 도움이 됩니다.

효과 2 체간(사람의 몸통 부분, 인체의 주요 부분)이 단련됩니다

한 발로 서기 때문에 자연스럽게 단련이 되는 부분이 몸의 축을 지탱하는 근육인 '체간'입니다. 체간은 몸의 균형을 유지하는 중요한 근육입니다. 체간이 튼튼하지 않으면 한쪽 다리로 섰을 때 몸이 전후좌우로 휘청휘청 흔들리게 됩니다.

효과 3 균형감각이 향상됩니다

노인이 되면 균형감각을 잃어 쉽게 넘어지게 됩니다. 넘어지는 것은 골절 등의 부상의 원인이나 병상 생활의 시작이 될 수 있습니다. 균형감각은 일반 운동으로는 단련되지 않기 때문에, 한 발 서기로 소뇌계를 제대로 자극해주면 좋습니다.

하세가와 선생님이 직접 개발한
4가지 운동을 동시에
할 수 있는 브레잉 보드®

평생 사용할 수 있는 뇌를 유지하기 위해 해야 할 4가지 운동 '유산소 운동', '근력운동', '스트레칭', '균형운동'을 동시에 할 수 있는 뛰어난 제품이 하세가와 요시야 선생님이 개발한 '브레잉 보드®'입니다. 운동기능을 유지하고, 치매 예방에도 도움이 되는 제품입니다.

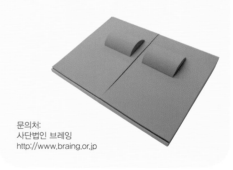

문의처:
사단법인 브레잉
http://www.braing.or.jp

간단하고 오래 지속할 수 있는 운동을 합시다

한쪽 다리를 든 상태로 당신은 몇 초나 버틸 수 있나요? 곧 휘청휘청 몸이 흔들린다면 몸의 축인 체간의 근육이 갖추어지지 않았다는 증거입니다. 평생 사용할 수 있는 뇌를 유지하려면 '근력훈련'이 필요하다고 말씀드렸지만, 온몸이 울퉁불퉁해질 정도의 근육은 필요 없습니다. 온몸의 근육량을 조금만 늘려 단단한 몸을 유지하는 정도면 됩니다.

그래서 추천드리는 것이 '균형 운동'과 동시에 할 수 있는 '한 발로 서기'입니다. 쉬워 보여도 사실 효과가 있는 운동입니다. 처음에는 몸이 흔들리고 다리 근육에 힘이 들지만, 그것은 평소에 사용되지 않은 근육이 사용되고 있다는 증거입니다. 뇌에는 새로운 자극이 필요하기 때문에 횟수를 늘리거나 부하를 높이다 보면 근육훈련뿐만 아니라 뇌훈련도 될 수 있습니다.

한 발로 서기 **1**

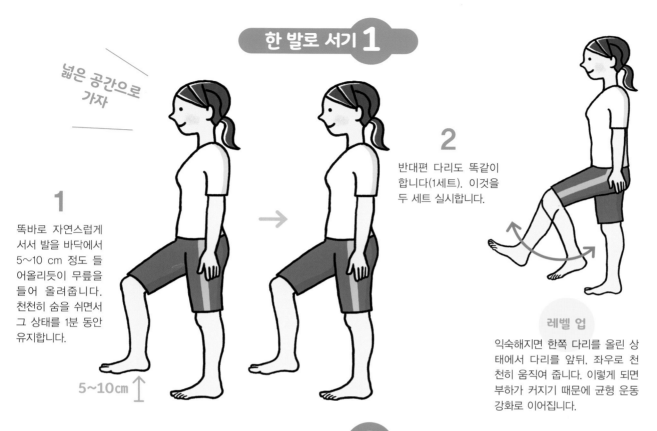

넓은 공간으로
가자

1

똑바로 자연스럽게
서서 발을 바닥에서
5~10 cm 정도 들
어올리듯이 무릎을
들어 올려줍니다.
천천히 숨을 쉬면서
그 상태를 1분 동안
유지합니다.

5~10cm

2

반대편 다리도 똑같이
합니다(1세트). 이것을
두 세트 실시합니다.

레벨 업

익숙해지면 한쪽 다리를 올린 상
태에서 다리를 앞뒤, 좌우로 천
천히 움직여 줍니다. 이렇게 되면
부하가 커지기 때문에 균형 운동
강화로 이어집니다.

한 발로 서기 **2**

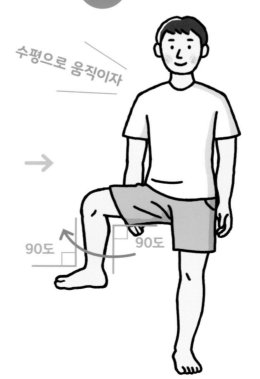

수평으로 움직이자

1

똑바로 자연스
럽게 서서 무릎
각도가 90도가
되도록 다리를
들어 올립니다.

90도   90도

2

그대로 고관절을 벌
리듯이 무릎을 바깥
쪽으로 90도 벌려줍
니다. 10번 정도 안
쪽에서 바깥쪽으로
움직여 줍니다. 이와
같이 반대쪽도 똑같
이 10번 실시합니다.

기분 전환도 하고 뇌 기능도 향상시키는

유산소 운동

유산소 운동의 실천은 평생 사용할 수 있는 뇌를 유지하기 위한 기본 중의 기본입니다.
뇌가 편안함을 느끼게 하기 위해서라도 매일 유산소 운동에 힘쓰도록 합시다.

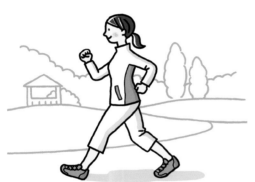

걷기

팔을 잘 흔들면서 큰 보폭의 빠른 걸음 걷기를 합니다. 1회 20~30분 정도, 주 3회를 기준으로 합니다. 가벼운 조깅이라도 괜찮습니다.

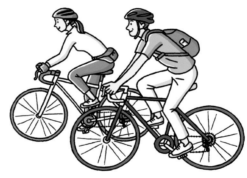

자전거 타기

자전거 타기는 기분을 상쾌하게 하고 뇌를 재충전해줍니다. 단, 경사진 언덕 길을 넘어가는 자전거 타기는 무산소 운동이 되어버리므로 주의합시다.

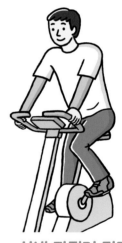

실내 자전거 타기

실내 자전거 타기도 추천합니다. 1회 20~30분 정도 주 3회를 기준으로 합니다. 실내 자전거의 경우 조금 더 부하를 가해도 좋습니다.

적당한 부하의 유산소 운동을 하자

몸과 뇌의 노화 원인은 '산화'와 '당화'입니다. 이 두 가지를 예방하는 효과를 발휘하는 것이 '유산소 운동'입니다.

일상적인 유산소 운동을 통해 몸을 움직이는 사람일수록 체내의 항산화 물질의 양이 더 많은 것으로 나타났습니다. 또한 유산소 운동은 '혈중이나 세포 내의 당을 떨어뜨린다'고도 알려져 있습니다.

더욱이 유산소 운동은 노화를 예방하고 기분을 상쾌하게 할 뿐만 아니라, 뇌 기능을 높이는 것으로도 알려져 있습니다.

20~30분 정도의 빠른 걸음으로 걷기, 자전거 타기, 실내 자전거 타기 등이 효과적입니다. '부하가 가볍고, 움직임이 너무 빠르지 않으며, 지속성 있는 움직임을 계속하는 것'이 가장 좋습니다. 발판을 사용한 승강 운동도 좋습니다.

운동 습관이 없는 사람, 없었던 사람은 유산소 운동 후 스트레칭을 잊지 않는 것도 중요합니다.

전두엽을 풀가동시키는

다른 사람을 위해 요리하기

내가 먹기 위해 음식을 만드는 것이 아니라 누군가를 위해 음식을 만드는 것이 포인트입니다.
다른 사람을 위해서 하는 요리는 두뇌훈련이 될 수 있습니다.

요리가 뇌훈련이 되는 이유

이유 1 복잡한 메뉴의 도전

소중한 사람을 위한 요리라면, 새로운 메뉴나 요리법이 복잡한
것에 도전하고 싶어지는 법입니다. 그 새로운 도전은 뇌에 자
극이 됩니다. 간단한 요리에 비해 요리법이 복잡해질수록 뇌에
미치는 작용이 커지며 활성화됩니다.

이유 2 미각을 자극하자

나이가 들어 인지기능이 떨어지면 미각의 감도도 떨어집니다.
음식을 만듦으로써 맛을 반복하여 느끼고 미각을 자극하세
요. 또, 조리나 양념에 사용하는 소금은 간수를 남기는 제조법
으로 만든 '자연 소금'을 추천합니다.

이유 3 편도체를 자극하자

'상대방을 기쁘게 한다', '성취감을 느낀다', '맛있는 음식을 먹
는다' 등의 행위는 편도체를 자극합니다. 또 요리를 하는 동안
전두엽의 기능을 풀가동시켜야 하기 때문에 뇌에 좋은 자극
이 됩니다.

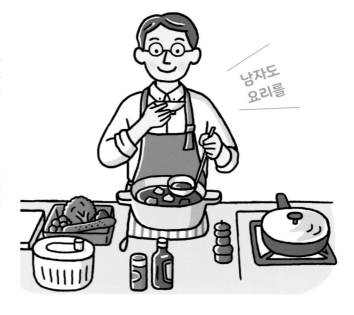

남자도
요리를

요리는 최고의 두뇌훈련! 남녀 불문하고 요리를 하자

인지기능에 문제가 생기면 요리의 간이 바뀌거나, 할 수 있는 요리가 줄어들거나, 반찬을 사는 빈도가 높아질 수 있습니다.

음식을 만들려면 '어떤 메뉴로 할까', '무엇을 살까'라는 생각부터 시작해 '재료를 씻기', '자르기', '조리하기' 등 일련의 흐름이
필요합니다. 이 움직임들에 명령을 내리는 것은 전두엽의 역할입니다. 요리는 뇌훈련이라고 해도 과언이 아닐 정도로 뇌를 풀가
동시키는 가사노동입니다.

그래서 남녀 불문하고 주방에 서지 않는 것은 아쉬운 일입니다. 뇌를 단련하기 위해 지금까지 요리를 해본 적이 없는 사람이
새로운 취미로 도전을 하게 되면, 뇌에 새로운 자극이 될 것입니다. 심지어 "요리를 하지 않으면 노망들기 쉽다"라는 이야기도
있을 정도입니다.

장을 건강하게 유지하면
뇌를 평생 건강하게 사용할 수 있다

치매가 걸리기 쉬운 뇌로 빨리 가는 식생활 체크

Q1 카페에 갔을 때 주문하는 것은 어떤 음료입니까?
A 차가운 음료
B 따뜻한 음료

A
B

Q2 퇴근 후 동료들과 술자리를 함께 한다면?
A 고깃집에서 시원한 맥주로 건배
B 선술집에서 소주와 닭꼬치

A
B

Q3 식사 후 젓가락을 내려놓는 타이밍은?
A 배가 가득 차 포만감이 느껴질 때
B 맛있는 걸 적당량 먹었을 때

A
B

Q4 간식으로 자주 먹는 음식은?
A 단 것, 짠 것, 매운 것
B 과일이나 견과류 등 건강에 좋은 것

A
B

A가 많은 사람
'치매 걸리기 쉬운 뇌'

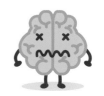

B가 많은 사람
'평생 쓸 수 있는 뇌'

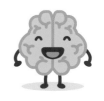

'A'가 많은 사람일수록 치매에 걸리기 쉬운 식생활이라고 할 수 있습니다. 건강하지 못한 식생활을 의식적으로 바꾸려는 노력을 해 나갑시다.

금연 & 금주가 치매 예방의 시작!

구강관리나 운동, 뇌훈련을 하고 있다고 해도 생활습관이 좋아야 치매에 걸리지 않는 뇌를 만들 수 있습니다. 특히 '흡연'과 '알코올 과다섭취'는 금물입니다. 하루에 맥주 작은 병으로 한 병(소주 반 병 = 약 180 ㎖) 이상의 알코올을 마시고 있는 사람은 당장 삼가도록 합시다. 이는 중도의 뇌위축을 일으키는 원인이 됩니다.

몸에 좋지 않은 것은 뇌에도 좋지 않으며, 이러한 생활습관을 지속한다면 그렇지 않은 사람에 비해서 뇌의 노화에 있어 상당한 차이가 있게 됩니다. 우선 이러한 생활습관을 고친 후에 식생활도 개선하도록 합시다.

박테로이데스를 늘리는 식사로 만드는
장을 건강하게 하는 습관

장내 환경의 균형에서 유익균이 우위가 되게 하려면, 박테로이데스를 증가시켜야 합니다.
유익균이 좋아하는 식생활을 하도록 합시다.

OK 채소나 해조류 등 식이섬유 섭취

식이섬유에는 '나쁜 균과 장내 유해 물질을 줄이는 작용'과 '장내에서 분해되어 유익균의 먹이가 되는 작용'이 있습니다. 식이섬유를 많이 섭취하는 식생활로 바꿔봅시다.

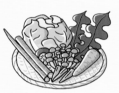

OK 낫토나 된장 등 발효식품 섭취

된장, 간장, 식초, 누카즈케(쌀겨장아찌), 김치, 낫토, 요구르트, 치즈 등의 발효식품에는 유산균이 풍부하게 들어 있습니다. 유산균은 유익균을 늘리기에 안성맞춤입니다. 식품마다 유산균의 종류가 다르므로 다양한 발효식품을 적극적으로 섭취하는 것이 좋습니다.

OK 콩이나 바나나 같은 올리고당 섭취

올리고당은 유익균인 비피더스균, 유산균 등의 영양원이 됩니다. 이는 콩·양파·우엉·파·마늘·아스파라거스·바나나·꿀 등의 식품에 많이 포함되어 있습니다. 이러한 음식을 일상적으로 섭취하는 것이 좋습니다.

NG 유해균을 늘리는 고기나 지방이 많은 식사

고기, 버터, 기름진 음식, 과자, 패스트푸드와 같은 식사는 나쁜 균을 늘리는 원인이 됩니다. 또한 장에 미치는 영향뿐만 아니라 당뇨병 등의 생활습관병의 원인이 되기도 하기 때문에 삼가야 할 식사입니다. "생활습관병 예방 = 치매 예방"이라고 생각하고 식생활을 개선합시다.

유익균을 늘리는 식사가 치매에 걸리지 않는 뇌를 만든다

기회균 중 하나인 박테로이데스를 줄이는 식사는 앞서 설명한 바와 같습니다(21 페이지). 그러면 박테로이데스를 늘리는 식사는 구체적으로 어떤 것일까요?

사실 치매 예방을 위해서는 박테로이데스에만 주목하는 것이 아니라, "좋은 균을 늘려 장내 세균의 균형을 조절하는 것"이 중요합니다. 유익균을 늘리려면 유익균이 좋아하는 채소와 해조류에 풍부한 '식이섬유'나 콩류, 바나나, 양파 등에 포함된 '올리고당', 된장, 간장, 요구르트, 낫토, 절임 반찬, 치즈 등 '발효식품'을 적극적으로 섭취할 필요가 있습니다.

또한, 유해균이 좋아하는 육식에 치우치지 않는 식사를 하도록 합시다.

당뇨병 예방에도 도움이 되는
하루 1회 탄수화물 섭취 줄이기

탄수화물 과다 섭취는 당뇨뿐만 아니라 알츠하이머 치매의 원인이 될 수 있습니다.
단, 탄수화물을 아예 먹지 않는 것보다는, 적절히 제한하는 것이 좋습니다.

하세가와 선생님이 추천하는 탄수화물 제한 포인트

Point 1
하루 1회 탄수화물 섭취 줄이기

하루 세끼 모두 탄수화물을 제한할 필요는 없습니다. 하루 중 한 끼만 탄수화물을 줄여보자는 가벼운 마음으로 시작합시다. 탄수화물 제한은 당뇨병이나 알츠하이머 치매의 예방이 되기 때문에 꼭 습관을 들이도록 합시다.

Point 2
하루 탄수화물 섭취량을 135 g으로 낮추기

성인의 1일 평균 탄수화물 섭취량은 270 g 정도입니다. 이것을 135 g 정도로 낮추는 게 좋습니다. 밥의 탄수화물량은 한 공기 당 약 55 g 정도이니, 하루 두 끼면 문제없을 것입니다.

Point 3
탄수화물 + 탄수화물은 삼가세요

당뇨병이 아닌 사람이 탄수화물 섭취량을 극단적으로 줄이려고 하는 것은 옳지 않습니다. 다만 '탄수화물량에 주의하자'는 생각을 갖기 위해서라도 "라면+볶음밥", "볶음밥+볶음밥"과 같은 '탄수화물+탄수화물'은 삼가도록 합니다.

Point 4
단백질을 적극적으로 섭취하자

치매 예방에 있어서 중요한 영양소는 단백질입니다. 특히 탄수화물을 제한하는 만큼 혈관과 근육을 튼튼하게 하기 위해 노인은 적극적으로 고기와 생선, 계란, 콩 등의 단백질을 섭취해야 합니다.

탄수화물 줄이기

Point 5
맥주나 사케 대신 소주나 하이볼

탄수화물 제한이라고 해서 꼭 금주해야 하는 것은 아닙니다. 탄수화물이 들어가지 않은 소주나 위스키면 괜찮습니다. 단, 하루에 소주 110 ml (위스키 60 ml) 이상의 알코올은 치매 위험을 높이니 주의해야 합니다.

탄수화물은 줄이고 단백질 함량이 높은 식사를

당뇨병이 치매를 유발하는 요인 중 하나임은 이미 말씀드린 바와 같습니다(22 페이지). 당뇨병 위험을 낮추고 치매 위험도 낮추는 데 추천하는 식사법이 '탄수화물 제한'입니다.

최근 탄수화물 줄이기가 유행이었던 터라 도전해 본 사람도 적지 않을 것입니다. 그러나, 탄수화물을 지나치게 적게 섭취하는 식사는 권해드리지 않습니다.

하세가와 선생님의 추천은 '하루 1회 탄수화물 섭취 줄이기'입니다. 거듭 말씀드리자면, 나머지 두 끼에서도 밥이나 빵, 국수 등의 주식(탄수화물)을 적게 먹고, 고기나 생선, 계란, 콩류 등의 단백질, 야채 등의 반찬은 듬뿍 먹는 것을 추천드립니다.

하세가와 선생님의 탄수화물 제한식은 과도하게 탄수화물을 제한하는 것이 아니라 "단백질을 충분히 섭취하기 위한 것"임을 잊지 마시기 바랍니다.

한번 씹으면 뇌혈류가 3.5 ml 증가한다

꼭꼭 잘 씹어서 먹자

치매 예방을 위해서는 음식을 잘 씹어 먹는 것이 가장 중요합니다.
치매에 걸리고 싶지 않다는 마음가짐을 가지고 입을 크게 벌려 꼭꼭 잘 씹어 먹읍시다.

추천하는 잘 씹히는 음식

○ 오징어포
○ 현미
○ 우엉
○ 말린 무 등

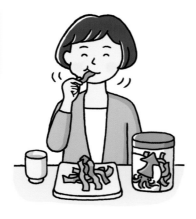

잘 씹어서 먹는다고 하면, 그만큼 먹는 양이 늘어나기 때문에 있어 칼로리 과다가 될 수 있습니다. 씹는 맛이 있고, 탄수화물이 적은 음식을 드시는 것을 추천드립니다.

씹으면 증가하는 뇌 혈류

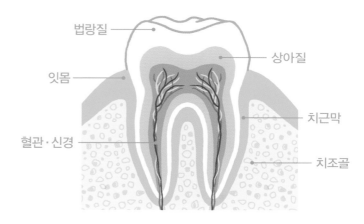

법랑질
상아질
잇몸
치근막
혈관·신경
치조골

치아와 치조골 사이에는 치근막이라는 쿠션과 같은 기관이 있으며, 한번 씹으면 약 30 μm씩 가라앉습니다. 그 압력에 의해 치근막에 있는 혈관이 압축되어 한 번 씹을 때마다 3.5 ml의 혈액이 뇌로 보내집니다. 즉, 씹을 때마다 그 펌프 효과에 의해 뇌로 가는 혈류의 양이 증가하는 것입니다.

씹는 것이야말로 소화를 촉진하는 시작 버튼

부족한 저작 횟수를 보완하기 위해 껌 씹는 것을 추천한다고 위에서 말씀드린 적이 있습니다(39 페이지). 하지만 그냥 잘 씹어서 먹는 것도 중요합니다. 씹는 행위에는 앞서 기술했던 뇌의 혈류를 좋게 하는 효과 외에도, 씹음으로써 소화관의 연동 운동을 촉진하는 작용도 있습니다. 음식을 잘 씹고 으깨서 식도에 넣는 것으로부터 소화가 시작됩니다.

그래서 중요한 것이 '씹지 않으면 먹을 수 없는 음식'을 먹는 것입니다. 나이가 들어 치아가 나빠지면 부드러운 음식만 먹게 되기 쉬운데, 스스로 씹어서 먹는 행위는 치매에 걸리지 않는 뇌를 만들기 위해 반드시 필요합니다.

단, '많이 씹는 것 = 많이 먹는 것'은 아니기 때문에, 오징어포와 같이 자연스럽게 씹는 횟수가 늘어나는 음식을 잘 씹어먹도록 합시다.

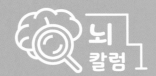

뇌는 항상 새로운 자극을 원한다

일상생활에 기분 좋은 설렘을!

뇌의 편도체는 호·불호, 유쾌함·불쾌함 등의 감정을 조절하므로, 좋은 의미로 '마음을 흔드는 체험'을 하는 것은 뇌에 자극이 됩니다.

요즘 '뇌훈련'이 인기입니다. 퍼즐이든 계산이든 추천받은 것들을 막연히 하는 것보다 자신이 좋아하는 것을 선택해서 뇌에 자극을 주면 훨씬 효과적입니다.

언젠가 하고 싶었던 취미, 한번 가보고 싶었던 장소가 있나요? 나이가 많다고 포기하지 말고 도전해보세요.

다만, 텔레비전은 수동적으로 보게 되기 때문에 독서나 영화 감상과 같은 능동적인 행동이 좋습니다. 좋아하는 음악을 듣는 것도 효과적입니다.

다른 사람의 권유도 가능한 한 거절하지 않고 도전해보면, 의외의 발견으로 이어질지도 모릅니다.

두근두근 설레는 생활의 힌트

◎ 항상 새로운 것을 찾는다.
◎ 매일 똑같은 일을 하지 않는다.
◎ 남의 권유를 거절하지 않는다.
◎ 희로애락의 감정을 풍부하게 한다.
◎ TV보다 독서나 영화를 본다.
◎ 나이가 열두 살 위, 아래인 친구를 사귄다.
◎ 자극받은 정보는 사람들에게 전달한다.
◎ 손자를 돌봐준다.
◎ 자기 전에 그날의 일기를 쓴다.

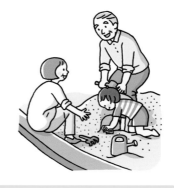

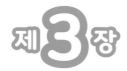

제3장

하세가와 요시야 선생님에게 묻는다!
치매 예방 및 개선을 목표로 하는 관리 Q&A

치매의 검사·진단방법, 치료법, 치매 예방을 위한 치과 선택이나 일상생활 등
치매와 관련된 궁금한 점을 하세가와 선생님에게 직접 물어보았습니다.

Q 치매는 유전인가요?

A 원인은 명확하지 않지만, 가족의 발병 위험은 높습니다.

단일 유전자의 이상으로 유전되는 치매는 존재합니다. '가족성 알츠하이머 치매'라고 불립니다. 단, 빈도는 전체의 약 2~3% 정도입니다. 그렇다고 해도 현실적으로 가족에게 알츠하이머형 치매가 있는 경우 직계 가족의 발병 위험은 약 3배 정도 높다고 합니다. 발병 위험을 높이는 유전자 중 하나로 'ApoE 유전자'가 있는데, 도쿄대학과 도쿄 건강장수의료센터는 이 유전자의 4형을 가진 사람은 가지지 않은 사람에 비해 아밀로이드β의 축적이 약 11년 앞당겨 시작된다고 발표했습니다. 걱정이 되시는 분들은 몇몇 의료기관에서 실시하고 있는 'ApoE 유전자검사'를 받아보는 것도 좋을 것입니다.

알츠하이머 치매 위험을 수반하는
'Apo E4형 유전자'

아버지가 아들에게
물려주는 ApoE 유전자
②또는 ③또는 ④

어머니가 아들에게
물려주는 ApoE 유전자
②또는 ③또는 ④

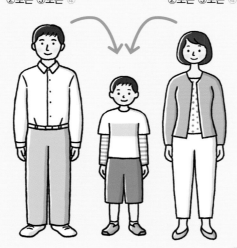

자손 대대로 이어지는
조합의 예

ApoE 유전자에는 2형②, 3형③, 4형④의 3종류가 있고, 자식은 아버지에게 한 종류, 어머니로부터 한 종류를 물려받습니다.

②×②
③×②
③×③
④×②
④×③
④×④

ApoE4형 유전자를 물려받은 경우, 알츠하이머 치매 위험이 3~10배 정도 높다!

Q 치매가 의심될 때에는 무슨 과에서 진료받아야 하나요?

A 치매를 보는 가장 좋은 과는 '신경과', '정신건강의학과' 입니다.

병원 방문 전에 치매진료를 하는지, 치매 진단에 필요한 뇌 영상 검사, 혈액검사, 신경인지 기능검사가 가능한지를 문의하고 방문하시는 것이 좋습니다.

만일 기억력 저하와 같은 인지기능 증상 이외에, 움직임이 눈에 띄게 이상한 경우라면 신경과가, 망상이나 우울증 등의 증상이 두드러지고 가족 내에 갈등이 크게 초래되는 경우라면 정신건강의학과가 좀 더 도움이 될 수 있습니다. 경우에 따라서는 신경과, 정신건강의학과 각 과의 전문의들이 한 환자에 대해서 서로의 의견을 묻기도 합니다.

어느 과로 가야할지 잘 알기 어렵다면 각 과 사이의 협진이 보다 편리한 종합병원에서 치매를 전문적으로 보는 의사에게 가는 것이 도움이 됩니다.

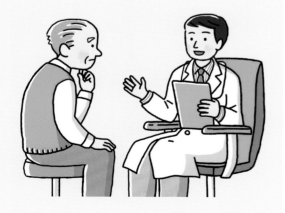

Q 뇌 영상 검사를 받으면 치매인지 알 수 있나요?

A 뇌 영상 검사에서 알츠하이머 치매 자체가 발견되지는 않습니다.

뇌 영상 검사는 'MRI', 'MRA'와 같은 검사를 중심으로 다방면에서 뇌 질환의 징후를 조사합니다. 그러나 어디까지나 뇌경색이나 뇌출혈 등 뇌혈관장애의 위험인자를 찾는 것이지 알츠하이머 치매 자체를 발견하는 것은 아닙니다. 하지만, MRI를 통해 뇌피질 위축^{cortical atrophy} 양상에 따른 감별진단을 할 수 있고, 혈관성 치매의 가능성 여부도 확인할 수 있습니다. 그래서 대부분의 경우에 CT보다는 MRI가 더 선호되는 검사입니다. 또한, 치매의 발견에는 질문 형식의 검사로 뇌의 기능을 조사하는 '신경심리검사'가 유효합니다.

치매진단을 위한 신경심리검사

선별 검사
- MMSE (Mini-Mental State Examination)
- CIST (Cognitive Impairment Screening Test)
- MoCA (Montreal Cognitive Assessment)

신경심리검사총집
- SNSB (Seoul Neuropsychological Screening Battery)
- CERAD (The Consortium to Establish a Registry for Alzheimer's Disease)
- LICA (Literacy Independent Cognitive Assessment)

Q 알츠하이머 치매에는 어떤 약이 처방 되나요?

A '엑셀계'와 '브레이크계'의 약을 환자의 증상에 따라 처방합니다.

알츠하이머 약은 환자의 증상에 따라 '엑셀계'와 '브레이크계'로 구분됩니다. '의욕이 나지 않는다', '기억이 나지 않는다' 등의 증상에는 엑셀 계통의 약을, '짜증이 난다', '화가 난다' 등의 증상에는 브레이크 계통의 약을 처방합니다. 알츠하이머 약은 신경세포 간의 흐름을 좋게 하는 것으로 증상의 개선을 목표로 합니다. 치매 약은 증상의 진행을 멈출 뿐, 낫게 하지 못한다고 생각하기 쉽지만, 일정 수의 신경세포가 남아있으면 개선될 확률이 높습니다. 적절하게 복용한다면 부작용을 함부로 걱정하실 필요는 없습니다.

'엑셀계'의 알츠하이머 약

◎ 도네페질(상품명: 아리셉트)

알츠하이머 약으로서 최초로 인가된 약입니다. 반감기가 길어 하루 한 번 복용할 수 있고 간독성이 없어 비교적 안전하게 투여할 수 있어 일반적으로 처방하지만, 소화기 증상(오심, 설사 등)이 강하게 나타나는 것이 단점입니다.

◎ 리바스티그민(상품명: 엑셀론)

먹는 약(경구제)과 피부를 통해 흡수시키는 패치형 두 가지로 나와있으며, 경구제의 경우 하루 두 번 복용합니다. 간 독성이 없고, 노인에게 투여하는 다른 여러 약물과 상호작용이 적은 것으로 알려져 있습니다. 편도체를 자극하여 언어를 관장하는 부위의 혈류를 증가시켜 줍니다.

◎ 갈란타민(상품명: 레미닐)

우울증이 강한 경우에 처방됩니다. 아리셉트와 효과는 비슷하지만 1일 2회 복용이 필요하기 때문에 1차 선택약이 되는 경우는 적습니다. (*역자 주: 국내에 시판되는 갈란타민 제제는 모두 서방형으로 하루 한 번 복용합니다.)

'브레이크계'의 알츠하이머 약

◎ 메만틴(상품명: 에빅사)

치매의 진행을 막는 동시에 환각, 망상, 분노 등의 주변 증상을 억제합니다. 1회 5~20 mg까지 양을 늘리기는 하지만, 본인의 상태에 따라 약물의 양을 조절하는 것이 중요합니다.

Q 약을 끊었더니 증세가 좋아졌습니다. 이대로 끊어도 될까요?

A 주치의와 상의 없이 약 복용을 중단하면 절대 안 됩니다.

브레이크 계열의 약이 필요한 사람에게 엑셀 계열의 약이 처방되거나, 도네페질의 증량으로 공격성이 나타나거나 한 경우, 약을 줄이면 증상이 좋아졌다고 느낄 수 있습니다. 하지만 전문가의 판단 없이 임의로 약을 끊으면 절대 안 됩니다. 약 복용을 중단하기 전에 반드시 주치의와 상담해야 합니다.

Q 약물요법 이외의 치료도 하나요?

A '뇌 재활'이나 '파워 재활' 등의 프로그램을 시행하고 있습니다.

하세가와 요시야 선생님의 토키 내과 클리닉에서는 약물요법 이외의, 예를 들면 소리 내어 읽거나 계산 등의 활동을 중심으로 인지기능이나 의사소통 기능, 전두전야의 기능 유지/개선을 도모하는 학습 프로그램인 '뇌 재활'을 시행합니다. 또 기계를 사용해 손이나 다리, 전신을 천천히 움직이며 단련하는 '파워 재활'을 합니다. (*역자 주: 우리나라에서는 치매환자의 신체, 심리, 사회 기능 향상을 돕기 위해 종합병원이나 치매안심센터에서 "인지재활프로그램"을 시행하고 있습니다.)

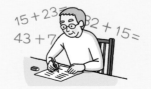

치매를 예방하는 치과 선택에 대한 **Q&A**

Q 좋은 치과를 찾는 요령은 무엇인가요?

A 유지관리에 많은 신경을 쓰고
예방진료를 체계적으로 하는지를 체크합니다.

치매의 예방과 개선을 위한 칫솔질 방법에 대해서는 제2장에서도 소개하고 있으나, 유감스럽게도 스스로 하는 칫솔질만으로는 충분하지 않습니다. 치과에서 정기적인 유지관리를 받는 것은 치주질환을 예방하고 개선하는 최선책이며, 더 나아가서는 치매 예방과도 이어집니다. 즉, 유지관리에 적극적으로 임해주는 치과의사에게 가는 것이 중요합니다. 우측 체크포인트를 참고해 주시기 바랍니다.

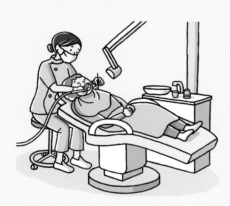

> **신뢰할 수 있는 치과를 고르는 체크포인트**
>
> ☑ **홈페이지가 알차다**
> 병원의 이념·대응에 대하여 홈페이지에서 환자에게 정보를 주는 것은 최소한의 의무입니다.
>
> ☑ **치과위생사가 있다**
> 유지관리에 주력하는 치과일수록 유능한 치과위생사가 있습니다.
>
> ☑ **치과용 의자(유니트 체어)의 수가 많다**
> 5대 이상의 치과용 유니트 체어가 있으면 안심할 수 있습니다. 치료뿐만 아니라 유지관리 대응도 충분히 할 수 있습니다.

Q 얼마나 자주 치과에 가야하나요?

A 1~3개월에 한 번의 주기로
가는 것이 이상적입니다.

칫솔질을 잘 하고 있는지, 생활습관의 개선이 효과를 거두고 있는지 등을 정기적인 치과진료를 통해 확인을 받는 것이 매우 중요합니다. 치매에 걸리고 싶지 않다면 6개월~1년에 한 번이 아닌, 1~3개월에 한 번은 진찰을 받는 것이 좋습니다. 저는 머리카락을 자르듯이 자주 치과에 가서 진찰을 받아야 한다고 말하곤 합니다.

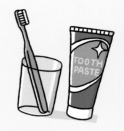

 치과위생사 선생님 알려주세요!

칫솔질 고민 상담실

'구강세정제'는 반드시 사용해야 하나요?', '칫솔의 종류가 너무 많은데 어느 것이 좋나요?'
칫솔질에 얽힌 고민에 대해서 치과위생사가 직접 알려드립니다.

치간 칫솔을 쓰면 피가 나는데 괜찮나요?

적절한 사용으로 인한 출혈에는 문제가 없습니다. 치간 칫솔로 인한 출혈은 치아와 치아에 남은 치태에 의한 잇몸 염증이 원인인 경우가 많습니다. 치간 칫솔을 처음 사용할 때에는 흔히 볼 수 있는 일입니다. 치태를 제대로 제거할 수 있게 되면 염증도 개선되고 출혈도 가라앉습니다.

치약 대신 소금을 써도 되나요?

소금은 예로부터 양치제로 사용되어 왔습니다. 확실히 약간의 살균작용과 타액 분비 효과가 있고, 수분을 흡수하기 때문에 잇몸이 단단해지는 느낌이 들 수 있습니다. 하지만, 소금 자체에 잇몸의 혈액순환을 좋게 하거나 튼튼하게 하는 효과는 없습니다. 불필요한 염분 섭취로도 이어지므로 추천하지 않습니다.

틀니를 식사 후마다 빼서 닦는 것이 힘들어요

틀니에도 음식 찌꺼기나 치태가 묻기 때문에 세척이 필요합니다. 적어도 1일 1회, 자기 전에는 틀니를 빼서 흐르는 물로 세척합시다. 핵심은 첫째, 틀니 전용 칫솔을 사용하는 것입니다. 둘째, 세면대에서 틀니를 닦을 때는 떨어지지 않도록 주의합시다. 셋째, 치약 또는 뜨거운 물은 절대 사용하지 마세요. 마지막으로, 주 1~2회는 틀니 세정제를 사용하여 세척합시다.

구강세정제는 쓰는 게 좋을까요?

구강세정제는 칫솔질 후 입에 머금고 성분을 골고루 흡수함으로써 구취와 입 건조 예방 및 구강 내 소독 효과 등을 기대할 수 있습니다. 특히 취침 중에는 구강 내 세균이 증식하기 쉬워 취침 전 칫솔질 마무리에 유용합니다. 단, 칫솔질을 대신할 수는 없으므로 효능 및 용도를 이해하고 사용하는 것이 좋습니다.

칫솔의 종류가 너무 많은데 어느 것이 좋나요?

치아의 크기와 늘어선 모양, 잇몸의 상태 등은 사람마다 다르기 때문에 자신에게 맞는 것을 선택하는 것이 중요합니다. 치주질환 예방이 목적이라면 칫솔모는 부드럽거나 가는 것, 충치 예방이 목적이라면 칫솔모는 보통 정도의 굵기로, 노인용 칫솔모는 부드럽거나 보통 정도가 좋으며, 전동 칫솔도 고려해보시면 좋을 것 같습니다. 보다 정확한 진단을 원하신다면 치과위생사와 상담하는 것도 추천합니다.

치매 예방 습관에 대한 **Q&A**

Q 향기가 치매 예방에 좋다는데 정말인가요?

A 후각은 뇌와 밀접하게 관련되어 있기 때문에, 냄새 자극을 주는 것은 추천합니다.

냄새를 감지하는 '후각야olfactory area'라는 부위는 기억을 관장하는 해마와 연결되는 '후내야(내후각피질)entorhinal cortex'와 가까운 곳에 위치하고 있습니다. 그렇기 때문에 냄새를 맡으면 후각야가 자극을 받게되고, 그 자극이 해마에 가닿으면서 기억이 떠오르는 것입니다. 아로마 향을 맡는 것도 좋고, 식사 중에는 음식의 향을 함께 음미하는 것도 좋은 방법입니다.

뇌건강을 위해 추천하는 아로마오일

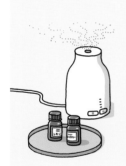

아침 로즈마리 2방울 + 레몬 1방울

저녁 라벤더 2방울 + 오렌지 1방울

로즈마리와 레몬은 집중력을 높여 기억력을 강화하는 자극을 주고, 라벤더와 오렌지는 심신을 진정시키는 작용을 합니다.

Q 치매에 잘 걸리지 않는 휴식법은 무엇인가요?

A '따뜻한 눈 관리'와 '반신욕'을 추천합니다.

눈의 피로는 뇌의 피로로 직결됩니다. 그렇기 때문에 뇌의 기능을 유지하려면 '눈을 따뜻하게 하는 것'이 좋습니다. 눈 주위 근육을 따뜻하게 하면 혈류가 좋아지고 피로 물질이 배출됩니다. 더욱이 잠들기 전 눈가를 따뜻하게 해주면 부교감신경이 자극이 되어 숙면을 취하는 데 도움을 줍니다. 또한 명치 정도까지 오는 미지근한 물에 몸을 담그는 '반신욕'도 추천합니다. 목욕 중에 입가를 크게 움직이면 뇌로 가는 혈류도 더욱 늘어납니다.

따뜻한 눈 관리

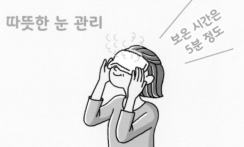

보온 시간은 5분 정도

❶ 물을 적셔 잘 짠 수건을 전자레인지 전용 봉투에 넣고 1분 정도 가열합니다.

❷ 약 40도가 될 때까지 식힌 뒤, 눈을 감고 눈꺼풀 위에 5분 정도 올려줍니다.

반신욕

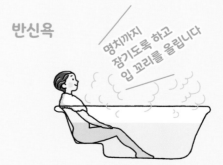

명치까지 잠기도록 하고 입 꼬리를 올립니다

물의 온도는 38~40도, 명치 정도까지 몸을 담급니다. 목욕 중에는 입꼬리를 올리는 등 입가를 움직입니다.

Q 고령의 부모님의 자동차를 운전하는 것이 걱정입니다. 면허 반납을 권유해야 할까요?

A 사고가 나기 전에 운전 면허 반납을 염두에 두고 의논을 해야 합니다.

어르신들이 일으키는 교통사고로 인한 안타까운 소식이 끊이질 않고 있습니다. 지역에 따라서 차가 없는 생활이 정말 불편한 곳도 있지만, 운전은 사람의 목숨을 앗아갈 수 있는 위험을 수반하기도 합니다. 자신의 자녀나 손자가 인지기능이 떨어진 노인이 운전하는 차에 사고가 난다고 상상해보시면 어떨까요. 운전을 할 때 조금이라도 위험을 느낀다면 운전하지 않는 선택을 해야 합니다.

운전 면허 반납을 진지하게 생각해야 하는 상태

○ 방금 전에 말했던 것을 금방 잊어버린다.
○ 말이 통하지 않는다.
○ 감정의 제어가 잘 되지 않는다.
○ 보행이 불안정하다.
○ 소리가 잘 들리지 않는다.

Q 운전면허를 '자진반납'함으로써 얻을 수 있는 장점은 어떤 것이 있나요?

A 지자체에서 인센티브를 받을 수 있습니다(인센티브의 종류와 금액은 지자체마다 다를 수 있음).

치매 혹은 치매가 의심되는 사람이 차를 운전하는 것은 음주운전을 하는 것과 같습니다. 이렇게 치매 환자가 운전하다가 사고를 일으킨 경우 손해 보험의 보험금이 지급되지 않을 가능성도 있습니다. 자신의 운전에 불안감이 생기면 운전면허 '자진반납'을 검토해주세요. 운전면허 자진반납 후 지자체별로 교통카드나 상품권 지급 등의 인센티브를 받을 수 있습니다.

운전면허 '자진반납'의 장점

▶ **사고를 일으킬 위험이 비약적으로 줄어든다**
사고는 운전자 본인뿐만 아니라, 다른 사람에게 위험을 가하게 될 수 있습니다. 자진반납을 함으로써 사고를 낼 위험이 없어진다는 것은 가장 큰 장점입니다.

▶ **가족의 위험이 줄어든다**
가족이 치매 환자의 운전을 묵인했을 경우, 치매 환자 본인이 일으킨 교통사고라도 가족에게 손해배상을 요구할 수 있습니다. 면허를 자진 반납한다면 이러한 위험도 사라집니다.

Q 치매로 진단되면 운전면허는 어떻게 해야 하나요?

A 즉시 면허를 반납해주세요. 면허증을 가지고 가장 가까운 주민센터로 가시면 됩니다.

가족이 운전을 묵인하는 경우가 있는데, 치매로 진단되면 즉시 운전면허를 반납해 주세요. 우리나라는 2020년 8월부터 '고령자 운전면허 자진반납 원스톱 서비스'를 시행하고 있습니다. 해당 서비스를 통해 고령운전자 운전면허 자진반납과 인센티브 지원 신청을 주민센터에서 한 번에 할 수 있습니다.

그간 운전면허증을 반납하려면 경찰서나 운전면허시험장에 가서 면허증을 제출한 다음, 교통카드 등의 인센티브 지원을 받기 위해 다시 지자체 행정관서를 방문해야 하는 불편함이 있었습니다. 이에 많은 지자체에서 도입하고 있는 '고령 운전자 운전면허 자진반납 지원제도'의 실효성을 높이고자, 접근성이 좋은 주민센터를 통해 한 번에 처리할 수 있도록 하였습니다.

Q 고령자 운전면허 교통안전교육은 무엇입니까?

A **75세 이상 고령 운전자가 3년에 1회 면허 갱신 시 의무적으로 받아야 하는 검사입니다.**

2019년 1월 1일부터 고령운전자의 안전운전을 위하여 면허 관리가 강화되었고, 이에 따라 적성검사와 갱신 기간이 5년에서 3년으로 단축되었습니다.

75세 이상 고령운전자는 면허 갱신을 위하여 2시간의 '교통안전교육'을 반드시 이수해야 합니다(현재 65세 이상은 의무가 아닌 '권장' 사항이며, 75세 이상은 '의무'입니다). 교육은 운전에 필요한 인지능력을 측정하고 신체능력에 맞는 운전기법을 학습하는 '인지기능검사'와 고령자의 운전성향을 분석하고 교통법규, 안전운전, 상황별 운전기법, 음주 및 약물 운전의 위험성 등에 대한 '교통안전교육'으로 이루어집니다. (출처: 도로교통공단 홈페이지)

고령운전자 면허 갱신 3단계

1

○ 치매검사 실시

〈예약필수〉
1899-9988
지역 치매안심센터
치매검사(CIST) 실시
치매검사 결과지
발급 및 지참

2

○ 교육장/온라인 교육 중 선택

'안전운전 통합민원'
고령운전자 교육장
https://www.safedriving.or.kr
〈교육예약 필수〉

'도로교통공단 이러닝 센터'
고령운전자(의무) 교육
https://trafficedu.koroad.or.kr
〈회원가입-로그인-교육신청-수강〉

3

○ 적성검사(갱신)

시험장/경찰서 방문

〈준비물〉
① 치매검사 결과지
② 운전면허증
③ (3.5 x 4.5cm)여권용 사진 2장
④ 수수료(현금/카드 가능)
⑤ 신체검사서 또는 2년 내 건강검진결과지

─── **개선 전** ───

○ 다기관 방문 및 장기간 처리절차로 인한
민원인 불편 이중화

고령 운전자 ⟷ 2번 방문 → 면허 자진반납 신청 (직접 방문) → 경찰청
→ 자진반납 인센티브 신청 (직접 방문) → 자치단체

─── **개선 후** ───

○ 자진반납 통합서식 마련 및 경찰청 연계로
주민센터 한 번 방문으로 원스톱 처리

고령 운전자 ⟷ 통합 신청 → 주민센터 ⟳ 원스톱 처리 경찰청
실시간 정보연계

Q 부모님의 상태가 이상한데 진찰받는 것이 좋을까요?

A 이상한 점이 있으면 미루지 말고 치매 전문의를 찾아가세요.

'부모님이 이상하다', '깔끔했던 방이 어질러져 있었다' 등 부모님을 오랜만에 만났을 때 뭔가 이상하다고 느끼는 직감은 꽤 잘 맞기도 합니다. 그럴 때는 미루지 말고 치매 전문의에게 진찰을 받으시도록 하기 바랍니다. 싫어하실 수도 있겠지만 열심히 설득을 해주세요. 어머니는 아드님이, 아버님은 따님이 설득할 경우 설득되기 쉽습니다. 그래도 진찰을 거부할 경우에는 전두엽의 기능저하가 시작되었을 가능성도 부정할 수 없습니다. 치매는 진료가 빠르면 빠를수록 치료 효과가 높다는 걸 꼭 명심하세요.

이런 모습이 있으면 진찰을!

○ 집 안에서 이상한 냄새가 난다.
○ 정리정돈이 되어 있지 않다.
○ 잘못된 순서로 요리할 때가 잦고, 요리의 레퍼토리가 줄었다.
○ 냉장고에 유통기한이 지난 식재료가 늘었다.
○ 예전과 다른 소비패턴을 보인다.
○ 사소한 일로 곧잘 화를 낸다.
○ 위험하게 운전할 때가 많고, 차에 작은 흠집이 생겼다.
○ 몸가짐에 신경을 쓰지 않게 되었다.
○ 조금 전에 일어난 일을 기억하지 못한다.

Q 가족이 '초로기 치매'입니다. 지원을 받을 수 있을까요?

A 우선 전문가와 상담을 받으시기를 권해드립니다.

원인 질환에 상관없이 65세 이전에 발병하는 치매를 '초로기 치매'라고 합니다. 고령자의 치매와 병리적인 차이는 없으나, 진행속도가 빠른 것이 특징입니다. 초로기 치매의 경우 인지기능 및 일상생활 수행능력의 저하가 생산적 활동이 가능한 연령대에 나타남에 따라 환자는 경력이 단절되고, 피부양자들은 이로 인한 경제적 어려움에 처하게 될 가능성이 높습니다. 또한 피부양자가 생산적 활동을 포기하고 환자를 간병해야 하는 상황도 발생하여, 초로기 치매는 환자와 피부양자의 향후 삶에 미치는 영향이 노년기 치매보다 광범위하게 나타납니다. 또한 노년기 치매에 비해 초로기 치매에 대한 사회적인 안전망이 미비하다는 점에서 환자와 보호자가 경험하는 스트레스와 좌절감이 더 클 수 있습니다. 초로기 치매 환자도 장기요양서비스를 받으실 수 있습니다. 고령이거나 노인성 질병(치매, 뇌혈관성질환, 파킨슨병 등)으로 다른 사람의 도움 없이는 일상생활이 어려운 어르신에게 장기요양 등급에 따라 신체활동 및 일상생활 수행 지원 등의 장기요양서비스를 제공합니다. 초로기 치매환자를 위한 지원에 대해서는 중앙치매센터 홈페이지 또는 365일 24시간 연중무휴로 운영되고 있는 치매상담 콜센터(전국 국번없이 1899-9988)를 통해 전문 상담사들과 치매에 대한 궁금증을 해결하실 수 있습니다. 이 외에도 지역 보건소와 치매상담센터 혹은 지역 치매센터를 통해서도 치매에 대한 정보를 얻으실 수 있습니다. (※ 출처: 중앙치매센터 홈페이지)

Q 부모가 치매에 걸리기 전에 해야 할 일은?

A 의사표현 능력이 있을 때 법적 효력이 있는 유언장과 엔딩 노트를 작성하는 것이 좋습니다.

치매 환자가 사망한 후에 상속 문제로 갈등이 빚어지는 경우가 많습니다. 돌아가시기 전 몇 년 간은 기억장애가 심하고 재산에 대한 본인의 의사는 모르는 것이 대부분입니다. 유언이 있다면 문제는 일어나지 않겠지만 '유언 공증'을 받는 경우는 전체의 8%에도 미치지 못하는 것이 현실입니다. 자필 유언은 법적으로 인정된 글쓰기가 아니면 무효가 됩니다. 건강할 때 '유언공증'을 받아두고, 또한 부동산, 예·적금, 주식·투자신탁, 생명보험·연금 등에 대해 엔딩노트*에 적어두는 것이 좋습니다.

※ 엔딩노트(Ending note): 인생의 종반에 일어날 수 있는 만일의 사태에 대비하여 치료나 간호, 장례 등에 대한 자신의 희망이나 가족에게 전하고 싶은 말, 연락할 지인들의 리스트 등을 기록해둔 노트.

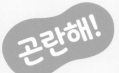

치매 가족을 돕는
증상별 대응법

치매 환자에게는 다른 질환과는 다른 특유의 증상이나 행동을 볼 수 있습니다.
왜 이런 증상이 나타나는지, 그것이 어떤 의미가 있는지 알아두면 환자 본인은 물론
가족들도 안심하고 지낼 수 있을 것입니다.

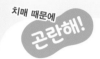 치매 때문에

만사에 무기력해지는 우울증 상태

멍 하니 아무 관심도 없고 무기력한 우울 상태를 보일 때 주의가
필요한 것은, 치매로 인해 우울증이 나타났을 가능성 때문입니다(치매 우울증). 이 경우는 '머리가 아프다', '배가 아프다' 등 신체적
증상을 호소하는 경향이 있습니다.

한편, 수면이나 식사도 적절하게 하지 못하고 체중이 줄어든 경우에
는 통상적인 우울증이 의심됩니다.

경우에 따라 필요한 대처법이 다르기 때문에 가능한 한 빨리 전문의
와 상담해야 합니다.

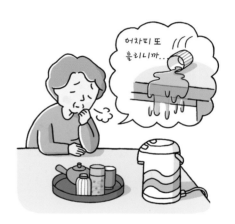

 치매 때문에

고집이 너무 강해요

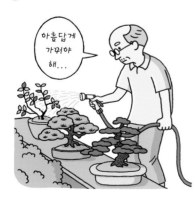

같 은 질문을 자꾸 하거나 일정한 행동을 반복해서 하는 등, 아무리
설명해도 납득하지 않고 그런 반응을 반복하는 경우가 있습니다.
본인으로서는 기억도 애매하고 잘 인식할 수 없기 때문에 불안해서 그
렇게 되는 것인데요.

책임감이 강하고 완벽주의 성향인 사람은 스트레스를 받기 쉽고, 치
매에 걸리기 쉬운 경향이 있습니다. 고집을 부릴 때는 너무 강하게 부정
하지 말고 일단 받아들이면서 부드럽게 상황을 넘기는 것이 좋습니다.

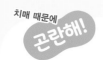

건망증 등의 기억장애

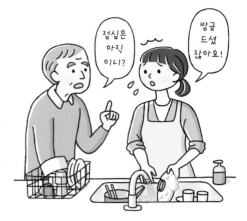

기억장애가 진행되면 자신이 한 일을 잊어버리는 것이 일상적인 일이 됩니다. 반복해서 설명을 해야 하는 경우도 있지만 끈기 있게 대해 주세요.

또, 환자에게 좋을 것이라고 생각하고 아무것도 시키지 않으면 증상은 더욱 악화됩니다. 기억은 애매할 때가 많아도, 빨래 개기 등의 단순 작업은 옛날에 했던 그대로 할 수 있는 사람이 많습니다. 가능한 범위에서 할 수 있는 일을 계속하게 해서 남아있는 기능을 유지할 수 있도록 도와주세요.

 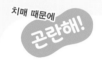

시간이나 장소를 잊어버려요

여기가 어딘지, 시간은 몇 시인지 등 '시간이나 장소의 짐작'을 할 수 없게 되는 증상도 자주 볼 수 있습니다.

이것들도 기억이나 인지기능의 일부입니다. 치매가 아닌 사람도 긴 시간 휴가를 다녀오거나 하면 요일 감각을 잃어버리는 경우가 종종 있습니다. 하물며 고령자에게 이러한 기능저하가 일어나는 것은 어찌 보면 당연한 일입니다. 조금 더 너그러운 마음으로 대해주세요.

치매 개선을 목표로 하는
리얼리티 오리엔테이션
(현실감각훈련, Reality Orientation)

'지금, 여기'라는 시간과 장소를 짐작하는 것을 시작으로 현실 인식을 재차 배우는 행동 요법 프로그램입니다. 소수의 인원으로 구성된 그룹에서 이름이나 장소, 오늘의 날짜 등의 예상 학습을 반복하는 '교육형'과 환자 본인과 스태프 모두가 함께 참여하여 '오늘은 며칠이네요' 등 수시로 말을 거는 '수시형'의 두 종류가 있습니다.

 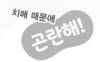

상대방을 알아볼 수가 없어요

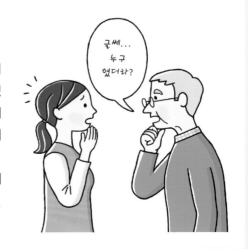

기억장애가 진행될수록 가까운 사람의 얼굴을 못 알아보게 되고, 여러 망상이 기억을 대신하게 됩니다. 사람이 다른 사람과 뒤바뀌어 버렸다고 생각해버리는 '카그라 증후군'Capgras syndrome, Capgras delusion, 누군가가 자신의 집에 살고 있다고 믿는 '환상의 동거인', 거울에 비친 자신을 모르기 때문에 말을 걸거나 하는 '거울 징후' 등이 있습니다.

모두 망상이지만, 본인에게 있어서는 절실한 문제입니다. 설득은 통하지 않기 때문에 절대 부정하지 말고, 망상이 계속되면 의사와 상담해야 합니다.

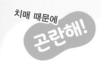

섬망 등의 의식장애

섬망이란 의식이 몽롱해져서 알 수 없는 말을 내뱉거나, 갑자기 흥분 상태가 되는 등 의식이 혼탁한 상태가 되는 증상입니다.

심신에 스트레스를 받거나, 불면 때문에 처방받은 수면제의 부작용 등으로 나타납니다. 나이가 들수록 약을 먹을 때 대사기능에 시간이 걸리는 것이 주된 이유이지만, 복용하고 있는 약을 재검토해본다면 증상이 더 나아질 수도 있습니다.

그 외에도, 가족들이 곤란한 일은 환자가 목욕을 거부하는 것입니다. 이전에는 목욕을 좋아했던 사람도 별안간 목욕을 거부하게 되기도 합니다. 옷을 벗는 동작이 잘 되지 않아 목욕 자체가 귀찮아지거나, 목욕을 할 때 취하는 동작에 대한 불안과 부끄러움이 증가하기 때문이라고 알려져 있습니다. 나이가 들면 매일 목욕을 하지 않아도 금방 냄새가 나거나 하지는 않으므로, 무리하게 목욕시키려 하기보다는 조금 더 느긋하게 지켜봐 주세요.

물건을 도둑맞는 등의 피해망상

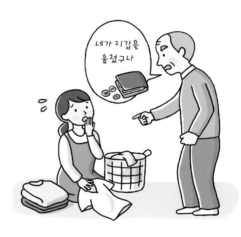

네가 지갑을 훔쳤구나

간호를 하는 가족들이 가장 충격을 받는 것이 환자로부터 '돈을 훔쳤다'는 등의 의심을 받는 것입니다.

남성의 경우는 아내의 외도를 의심하며 '아내를 빼앗겼다'는 망상을 하고, 여성의 경우 '물건을 도둑맞았다'는 망상을 하는 경우가 많아, 한번 이런 망상에 빠지면 아무리 주변에서 이야기를 해도 납득하지 못합니다. 돈의 경우에는 직접 지갑을 찾게 하거나, 쇼핑 기록을 찾아보는 등 스스로 납득을 할 수 있도록 하는 것이 좋습니다. 이러한 망상은 불안감에서 비롯되며, 가장 힘든 것은 환자 본인이라는 것을 잘 알아줍시다.

잠을 못 자는 등의 불면 증상

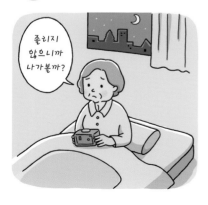

좋리지 않으니까 나가볼까?

나이가 들면 잠이 잘 안 오고, 선잠을 자는 경우도 잦기 때문에 잠에서 깨기 쉬워집니다. 이것은 나이가 들수록 분비량이 줄어드는 '멜라토닌'이라는 호르몬과 연관이 있습니다. 낮에 햇빛을 쬐면 몸 안에 세로토닌이 만들어지고 그것이 멜라토닌으로 변합니다. 그러므로 낮에 햇빛을 잘 쬐어주기만 해도, 약에 의지하지 않아도 불면증을 개선할 수 있습니다. 개선되지 않는다면 멜라토닌 수용체에 작용하는 형태의 수면제를 복용하는 것도 좋은 방법입니다.

배회

치매 간병에서 걱정되는 것이 '배회' 문제입니다. 길을 잃거나, 사고에 말려들 위험성이 있기 때문입니다. 그렇다고 본인도 이유 없이 돌아다니는 것은 아닙니다. 문득 자신이 있는 곳을 잊어버리고 '여기가 어디지?'하는 생각이 들어 불안해지거나, 혹은 외출한 이유를 잊어버리고 '집에 가자'하며 애타게 집을 찾아 헤매게 되기도 합니다. 억지로 외출을 막을 수는 없기 때문에 될 수 있는 한 환자를 혼자 두지 말고, 소지품 등에 연락처를 적어 두고 지역사회와 연계하는 등 미리 준비를 해둘 필요가 있습니다. 이 밖에 경찰청에 환자의 지문이나 사진 등을 사전등록하거나, 보호자 연락처가 적힌 팔찌나 목걸이를 착용하도록 하는 것도 도움이 됩니다.

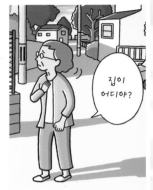

집이
어디야?

*사전등록 방법:
① 안전 Dream 사이트(www.safe182.go.kr) 및 앱(App)에서 등록
② 경찰서 지구대/파출소에 방문하여 등록

과식·거식 등 식사 행동의 이상

먹는 것도 뇌의 기능과 관련되어 있습니다.

○ **과식**: 뇌의 포만중추 장애로 포만감을 느끼지 못해, 밥 먹은 걸 잊어버리고 계속 무언가를 먹고자 합니다. 환자의 하소연을 무조건 부정하지 말고, 적은 양의 식사라도 환자에게 제공하면 진정시킬 수 있습니다.

○ **도식**: 다른 사람의 음식까지 먹어 치우는 행동입니다. 이 경우 사람마다 음식을 따로 접시에 담지 말고, 큰 접시에 담아 함께 식사를 하면 좋습니다.

○ **이식**: 음식물을 제대로 구별할 수 없어, 주변에 있는 물건이나 배설물까지 먹기도 합니다. 막을 방법이 없기 때문에 음식물이 아닌 것이 손에 잡히지 않도록 주의해야 합니다.

○ **거식**: 우울증상의 하나로 일어나는 경우도 있지만, 혈관성 치매의 경우 연하장애의 합병증으로 식사를 싫어하는 경우가 있습니다. 이는 흡인성 폐렴이나 심부전의 원인이 될 수도 있기 때문에, 식사하실 때 세심한 주의를 기울여 주세요. 또한 입으로 음식을 섭취하기 어려운 경우에는 의사와 잘 상담하여 대응하도록 합시다.

야뇨증 등 배설 문제

배변이나 배뇨의 조절이 잘 되지 않는 것도 증상 중 하나입니다. 나이가 들면 변비가 생기기 쉽고, 그것이 주변을 배회하거나 갑자기 욱하는 성격을 유발하여 불화의 방아쇠가 되기도 합니다. 변비의 경우는 상황에 따라 설사약이나 완하제 등으로 대처합시다.

자는 도중에 소변이나 대변을 보게 되면 환자의 가족뿐만 아니라, 무엇보다도 본인이 가장 충격을 받습니다. 인간으로서 존엄을 잃어버렸다고 생각할 수도 있기 때문에, 시간을 가늠해 화장실을 가도록 하거나 요실금 팬티 또는 기저귀의 사용을 검토합시다.

Message
치매 가족을 둔 여러분에게

치매 특유의 증상은 때때로 간병인으로 하여금 환자를 간병할 의욕을 떨어뜨리기도 합니다. 하지만 환자들의 행동에는 대부분 이유가 있으며, 그중 많은 부분은 불안과 혼란에서 오곤 합니다. 몰아세우거나 강요를 해도 본인은 잘 이해하지 못합니다.
체념하지 마시고 부디 따뜻한 눈으로 지켜봐 주셨으면 합니다.

– 하세가와 요시야